TRUCOS PARA EL NUEVO PAPÁ CON BEBÉ

Una guía contemporánea para padres, estrategias para el 1er año que todo padre primerizo necesita

Por: William Harding

© Copyright _____ 2022 - Todos los derechos reservados William Harding.

El contenido de este libro no puede reproducirse, duplicarse ni transmitirse sin el permiso directo por escrito del autor o del editor.

Bajo ninguna circunstancia se podrá culpar o responsabilizar legalmente a la editorial, o al autor, por daños, reparaciones o pérdidas monetarias debidas a la información contenida en este libro. Ya sea directa o indirectamente. Tú eres responsable de tus propias elecciones, acciones y resultados.

Aviso legal:

Este libro está protegido por derechos de autor. Este libro es solo para uso personal. No se puede modificar, distribuir, vender, utilizar, citar o parafrasear ninguna parte, ni el contenido de este libro, sin el consentimiento del autor o del editor.

Aviso de exención de responsabilidad:

Por favor, ten en cuenta que la información contenida en este documento tiene solo fines educativos y de entretenimiento. Se ha hecho todo lo posible por presentar una información precisa, actualizada, fiable y completa. No se declaran ni se implican garantías de ningún tipo. Los lectores reconocen que el autor no se dedica a prestar asesoramiento jurídico, financiero, médico o profesional. El contenido de este libro procede de diversas fuentes. Por favor, consulta a un profesional titulado antes de poner en práctica las técnicas descritas en este libro.

Al leer este documento, el lector acepta que, bajo ninguna circunstancia, el autor es responsable de ninguna pérdida, directa o indirecta, en la que se incurra como resultado del uso de la información contenida en este documento, incluidos, entre otros, — errores, omisiones o inexactitudes.

¡Justo para ti!

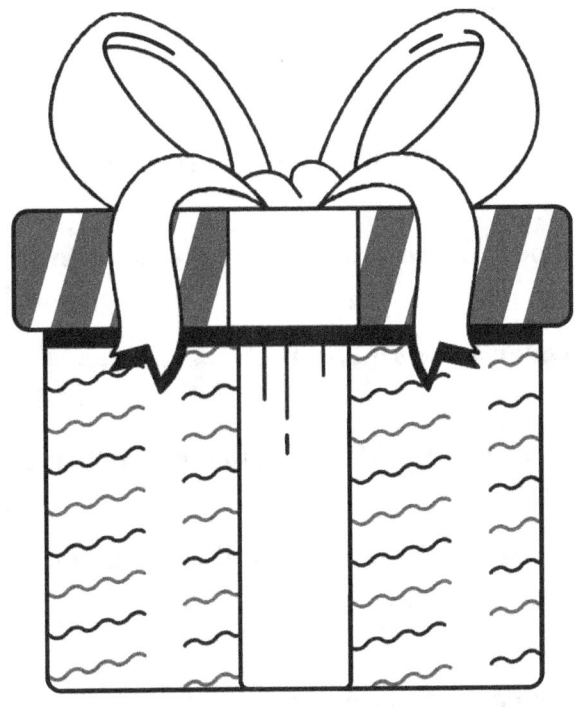

UN REGALO GRATIS PARA NUESTROS LECTORES

Plan de **acción** en **10 pasos** que puedes descargar ahora. ¡Siéntete confiado y preparado para tu recién nacido desde ahora!

http://williamhardingauthor.com/

Índice

Introducción v

Capítulo 1
Cómo sobrevivir a las primeras 24 horas después del nacimiento 9

Capítulo 2
Cuidados básicos para tu bebé 21

Capítulo 3
Cómo alimentar a tu bebé de la forma correcta 36

Capítulo 4
Cómo ayudar a dormir a tu bebé 52

Capítulo 5
Cómo enseñar a tu bebé a desarrollar la autorregulación .. 65

Capítulo 6
Cómo ayudar a tu bebé a desarrollar su salud mental y emocional 79

Capítulo 7
Cómo mantener una relación sólida incluso después de tener un bebé 93

Capítulo 8
Cómo compaginar el trabajo y la vida como padre primerizo 107

Conclusión 122

Reseñas 129

Únete a la Comunidad del Club de Papás 130

Referencias 131

Introducción

" Cualquier hombre puede ser padre, pero hace falta alguien especial para ser papá." – Anne Geddes.

Una enfermera con bata te acaba de entregar un paquete, y al sostenerlo te sientes extraño. Se retuerce un poco y parece incómodo, como una mariposa que estuviera saliendo de un capullo. Parece un muñeco con el que juegan los niños pequeños por un momento, pero este tiene piel de verdad. Parece de otro mundo y un poco extraterrestre. No sabes si estás viendo la realidad o una visión provocada por el insomnio. La enfermera te felicita por ser un nuevo papá desde el otro lado de tu visión angular.

De repente te sientes como si estuvieras haciendo malabarismos con huevos y casi se te cae el bulto. Tu cabeza se sobresalta como si te despertaras al cabecear al volante de un coche. Es un recién nacido, y ese pequeño paquetito es tuyo. Es por lo que has pasado los últimos nueve meses cambiando tu vida para poder llegar sano y salvo hasta aquí, hasta este momento, sosteniendo la flamante vida que has creado con tu pareja. Como si fuera una señal, empieza a llorar. O puede que haya estado llorando todo el tiempo, y tú acabas de empezar a oírlo. Sabes que ya estás haciendo algo mal y tu experiencia como padre apenas ha empezado.

Este bebé es bastante complicado. Tiene piezas móviles que no puedes controlar y está impulsado por alguna inteligencia artificial. No tiene botones ni controles que faciliten su manejo. No es como la cámara que acabas de comprar para documentar tu experiencia de paternidad. Inmediatamente, quieres buscar el manual de instrucciones. Piensas hacerle una pregunta a la enfermera, pero parece ocupada con otras cosas importantes en este momento. Además, no tienes ni idea de qué preguntar.

Te sientes tan cómodo como si alguien te entregara un salmón vivo. Un salmón que llora. ¿Qué harías con un salmón? Dárselo a tu compañera. Ella sabrá qué hacer. Ella siempre sabe qué hacer con cosas así.

-----

* Por impotente que suene, así podría ser si te lanzas a la paternidad a ciegas. Cada llanto y quejido solo te estará diciendo que has cometido otro error. En poco tiempo, querrás hacer todo lo posible por no tocar al bebé, para no activar sus alarmas. Lo único que te dirá es que estás haciendo algo mal, y querrás evitar la consecuencia del rechazo. Seguirá así hasta que aprendas lo que realmente está sucediendo.

* Esta es la verdad. Lo que parece un interminable anuncio de tu fracaso no es más que el llanto de un bebé, porque forma parte de su manera de comunicarse antes de aprender a hablar. Cualquier actitud evasiva que practiques hará que el bebé perciba que no quieres estar allí. Tienes que entrar y aguantar los golpes y desaires durante un tiempo hasta que te acostumbres al bebé y él se acostumbre a ti. El llanto seguirá repitiéndose, pero al menos comprobarás que tu esfuerzo y tu espera han tenido éxito.

* La cruda realidad es que los niños no vienen con un manual, pero tienen mecanismos internos diseñados para que les prestes

atención. Lo que dicen mientras lloran y se retuercen es una forma natural e innata de comunicar lo que, por ahora, son sus necesidades y molestias básicas. Estas páginas están aquí para ayudarte a entender el nuevo lenguaje y prepararte para todos los aspectos de tomar el timón como papá.

Este libro es tu manual del propietario para el primer año de vida de tu bebé. Proporciona una visión holística, no solo de las simples tuercas y tornillos del bebé, sino también de lo que probablemente te ocurrirá a ti, a tu pareja, a tu relación, a tu entorno y al mundo que te rodea. Descubrirás una gran variedad de consejos, como los que esperarías de cualquier manual del propietario, por ejemplo:

- Cómo preparar tu casa a prueba de bebés.
- Las verdaderas razones por las que llora tu bebé.
- Trabajar con el horario de alimentación del bebé.
- Qué problemas mantienen despierto a tu bebé.
- Cómo calmar a tu bebé y crear un vínculo afectivo con él.
- Qué dar de comer a tu bebé y qué evitar.
- Cómo mantener una relación sólida con tu pareja.
- Ejercitar la salud mental y emocional de tu bebé.

No importa cómo te hayas preparado para esta parte de tu vida, te sorprenderá y probablemente te asombrará la experiencia en sí, porque es todo menos predecible. Es como si un verdadero torbellino hubiera entrado en tu escenario y ofreciera una actuación—mitad ángel, mitad caos. Incluso con la mejor preparación, está garantizado que experimentarás algo claramente nuevo y quizá te sorprendan nuevas emociones. Cuando más pronto aceptes el caos y el torrente de nuevas emociones, más pronto experimentarás la alegría de tu angelito. O algo parecido.

Este primer año te ayudará a establecer el tono para una relación de por vida con este nuevo ser, único e impredecible. No puedes esperar moldear o detallar lo que está por venir con alguna certeza, lo cual forma parte del deleite. La única garantía es que será una experiencia como ninguna otra. Tienes en tus manos el pasaje para el viaje de tu vida, y ha llegado el momento de averiguar qué puedes esperar por el camino.

Una cosa que nunca puedes saber realmente antes de que ocurra es cómo serás como padre. Cada uno maneja las tensiones, las alegrías y los cambios de forma diferente. Saber lo que está por venir te da una ventaja sobre la situación. Lo primero que necesitas es sobrevivir a las 24 horas posteriores al nacimiento del bebé.

Capítulo 1

Cómo sobrevivir a las primeras 24 horas después del nacimiento

Las primeras horas tras el nacimiento de tu hijo serán bastante intensas, por muy bien que vaya y por muy preparado que creas estar. Las primeras 24 horas no son tan críticas, sino más bien una cuestión de adaptación a los matices y a la realidad de ser padre.

Justo en el momento del parto, ya deberías haber tomado decisiones sobre "cómo sujetar al bebé" (donde realmente intervienes para tener una participación literal en el parto) y cortar el cordón umbilical. No puedes tener el estómago débil para hacer esto ni ser propenso a desmayarte. El médico te ayudará para asegurarse de que no hagas nada mal. Pero no puedes esperar hasta el último momento para decidirte. Recuerda que siempre puedes cambiar de opinión sobre la conveniencia de dejar de involucrarte personalmente si empiezas a sentir que te flaquean las rodillas. Yo no me mareo y nunca me he desmayado, pero sí tenía miedo de cometer un error.

La mayoría de las veces notarás un poco de desorden en los primeros momentos después del parto. El bebé saldrá aplastado, con manchas y recubierto de vérnix, una sustancia que ha ayudado a proteger la piel del bebé en el útero. La viscosidad puede ser un poco abrumadora si no sabes lo que te espera. Recuerdo perfectamente la placenta cayendo como si mi pareja no pudiera evitar expulsar sus órganos con el niño, como si se hubiera roto la presa. Incluso cuando sabes lo que se avecina, es un momento que ni siquiera tu pareja llegará a ver y, para serte sincero, no estoy seguro de alegrarme de haberlo hecho.

Cabe señalar que algunas culturas promueven comer la placenta. Es un órgano bastante único y temporal, que solo está ahí para cumplir su función durante el embarazo. También es algo que tiene un significado cultural para algunos grupos. Se utiliza en la medicina tradicional china y muchas especies animales la ingieren habitualmente. Aunque soy un comedor aventurero, esto estaba fuera de mi ámbito personal de interés culinario, y ningún médico me lo había sugerido. El acto ha tenido prensa en los últimos años como una moda de famosos y puede ser más popular entre los estilos de parto alternativos (por ejemplo, las personas que eligen el parto en el agua o las que recurren a parteras). Se afirma que el órgano contiene una mezcla de nutrientes y hormonas que pueden ayudar a la madre a recuperarse más rápidamente del parto. Pero, como dicen muchos recursos, cualquier beneficio se ve contrarrestado por las toxinas que almacena el órgano y puede plantear problemas de seguridad alimentaria. Algunos creen que los posibles beneficios son psicosomáticos. El asesoramiento médico queda fuera del alcance de este libro; por tanto, te corresponde a ti investigar para ver si la opción te interesa.

Puede que tu bebé esté un poco azul al principio y que los llantos que esperas no sean inmediatos. Cuando el bebé empiece a respirar sus primeras bocanadas, el color cambiará al tono esperado. Mantén la calma, confía en la experiencia de las personas que están allí para hacer el trabajo, y respira profundamente. Durante el parto de nuestra primogénita, el cordón umbilical se había enrollado alrededor del cuello de la niña y salió azul y sin respirar. Mientras la enfermera la llevaba al carro de la incubadora, me pareció que estaba flácida y sin vida, y me entró un profundo pánico porque lo único que veía era un bebé sin vida. Eso era algo que ninguna de las clases y materiales de preparación que encontré mencionaban como posibilidad. La enfermera mantuvo la calma mientras se ocupaba de sus asuntos, limpiando las cosas, frotando los pies de la bebé y mirando repetidamente el reloj. Yo ni siquiera podía mirar a mi mujer porque no estaba dispuesto a dejar entrever mi pánico.

Sentí el impulso de lanzarme y golpear el trasero del bebé como quizá hayas visto en la televisión, en las películas o en los videos. Mi cabeza fría prevaleció, pues sabía que debía confiar en los expertos; era imposible que yo supiera más que ellos. El primer llanto estalló un instante después, la niña se animó y su color cambió casi de inmediato. Poco sabía yo que aquel movimiento iniciaría una cascada difícil de apaciguar. Hasta que empezó la escuela, aquella niña no paró de moverse en todo el día hasta que se quedaba dormida. Una cosa que debes aprender de mi experiencia es que los médicos saben más que tú. Por lo general, te avisarán si hay motivos de preocupación, como me avisaron a mí de la torsión del cordón umbilical.

Se realizan algunas pruebas casi inmediatamente. La enfermera medirá y pesará al niño mientras siguen su rutina. Toman una puntuación APGAR en el primer minuto del parto para medir el estado de salud relativo del bebé. Si la puntuación se mantiene por debajo de siete, siguen tomando medidas de APGAR. Para más información sobre la prueba, consulta el recuadro "Puntuaciones de APGAR".

Puntuaciones APGAR

APGAR son las siglas de Apariencia, Pulso, Gestos, Actividad y Respiración. Las puntuaciones son un medio de evaluar rápidamente la salud relativa de un bebé. Las evaluaciones pueden hacerse varias veces, desde inmediatamente después del nacimiento hasta un periodo prolongado si parece haber alguna preocupación. La puntuación se basa en cinco categorías en las que el bebé puede puntuar de 0 a 2 en cada una de ellas, siendo la puntuación más alta un diez. Las categorías y puntuaciones incluyen:

* Aspecto (0 — El bebé está azul, 1 — el bebé tiene las manos o los pies azules, 2 — el bebé tiene un color normal)

* Pulso (0 — inferior a 60 pulsaciones por minuto, 1 — 60 a 100 pulsaciones por minuto, 2 — superior a 100 pulsaciones por minuto)

* Gestos (0 — No responde a la estimulación, 1 — ligera reacción a la estimulación, 2 — una clara reacción a la estimulación)

* Respiración (0 — No respira, 1 - llanto débil, 2 - llanto fuerte)

* Tono muscular (0 — Cojea, 1 — movimiento reservado, 2 — movimiento activo)

La más confusa de ellas es el de "Gestos". Todos significa que el bebé reacciona a un estímulo reflejo, como un pellizco suave u otra molestia. Esto no es nada científico y no requiere instrumentos médicos.

Es probable que tu médico o enfermera te ofrezcan una inyección de vitamina K para el bebé, otra cosa que debes decidir mucho antes de que ocurra. La vitamina K es importante para la coagulación de la sangre y los niveles de esta vitamina en el bebé suelen ser bajos, sobre todo inmediatamente después del parto. Se sabe que la inyección disminuye la posibilidad de enfermedad hemorrágica (una condición de sangrado grave y potencialmente mortal). Los riesgos asociados a la inyección son insignificantes y no se conocen alergias. Lo peor que puede ocurrir son hematomas en el lugar de la inyección (normalmente la pierna). Existen gotas, pero han demostrado ser menos eficaces que la inyección y deben administrarse varias veces para ser efectivas del todo.

A medida que las cosas se calmen, empezarás a asimilar la realidad de haber creado una nueva vida. Es posible que quieras hacer algunas llamadas telefónicas para anunciar la noticia del recién nacido a familiares o amigos íntimos. Pero probablemente sea más importante para ti permanecer en el momento y compartir la experiencia con tu pareja y el niño en sus primeros momentos como familia. Esta no es una actuación que se pueda repetir y, si parpadeas, podrías perdértela.

Poco después de que las cosas se tranquilicen y los médicos y enfermeras se retiren, tendrás la oportunidad de presenciar los primeros intentos, posiblemente torpes y hermosos, de tu pareja amamantando a tu hijo. Aunque parece que debería ser la cosa más sencilla y natural del planeta, porque lleva haciéndose desde el principio de la raza humana, la lactancia puede no ser sencilla ni automática. Las habilidades motrices del niño son totalmente nuevas para él, y tu pareja nunca ha tenido la oportunidad de practicar como nodriza. La armonía y la comodidad en la experiencia son tan torpes como un chico que invita a una chica a la pista de baile para bailar por primera vez.

Si todo va bien, el alboroto de llantos y quejas se convertirá en el práctico silencio de la lactancia. Pero si no es así —y no esperes que lo sea—, las frustraciones de tu pareja y los retortijones de hambre de tu bebé irán aumentando con el tiempo. Ese tiempo se mide en minutos más que en horas y días. Puede que no sea fácil y que necesites más de un intento en la primera vez que le den de comer, pero con paciencia, lo conseguirán.

Según el tiempo que hayas pasado en el parto, puedes estar agotado e irritable, pero éste es un momento en el que tu fortaleza y estoicismo necesitan brillar. Tu pareja estará mucho más maltratada por las batallas del episodio que tú, y necesitas apoyarla en sus esfuerzos del mismo modo que la has apoyado durante el embarazo. Solo tienes que aguantar un poco más, ya que pronto llegará tu descanso.

Muchos hospitales tendrán servicios de apoyo para entrenar a tu pareja en los primeros intentos de lactancia. Si hay una asesora de lactancia disponible, no hay razón para esperar a contratar sus servicios. Puede ser reconfortante para tu pareja y para el bebé tener una consulta—incluso aunque todo parezca ir bien—para asegurarse de que la experiencia de la lactancia materna sea óptima. Los detalles específicos en el posicionamiento pueden marcar la diferencia entre una lactancia funcional y una lactancia eficaz.

A medida que el bebé se alimenta, el(la) entrenador(a) puede promover un mayor contacto piel con piel. Esto tiene varias ventajas, como calmar al niño, aumentar las probabilidades de que se alimente con éxito y ayudar a regular la temperatura corporal. A medida que avanza esa primera toma, puedes ver cómo el bebé se va fundiendo en una sensación de calma. Los retorcimientos, las quejas y los puños cerrados se van calmando poco a poco, a medida que los deditos apretados empiezan a abrirse y relajarse. Después de esta toma, suele ser la hora de la siesta.

Puede que hayas sentido cierta distancia de la inmediatez y la realidad de tu nueva situación a lo largo de la experiencia del embarazo, pero ahora empezarás a asimilarla y a sentirla muy real. Tu bebé puede estar más familiarizado contigo y con tu pareja de lo que crees, ya que puede oír sus voces amortiguadas en el útero. Es probable que no te vea muy bien, ya que controlar todas y cada una de sus partes es un proceso evolutivo. Sigue hablando con ellos y acércate siempre que tengas la oportunidad. Cuanto más refuerces tu presencia, más rápido llegarán a aceptarla. En ese terreno, mamá tiene claramente las de ganar.

Puede que vuelvas a casa solo

Tu pareja y el bebé permanecerán en el hospital al menos uno o dos días después del parto. El tiempo de hospitalización variará según las circunstancias. Por ejemplo, si el parto fue por cesárea o episiotomía o si hubo otras complicaciones, la estancia puede ser más larga. Algunos hospitales están preparados para que los padres también puedan quedarse durante ese tiempo, pero eso variará de un hospital a otro y debe ser algo que tengan en su lista de descubrimientos cuando hagan una visita al hospital.

Tanto si te tienes que ir como si te tienes que quedar, puede ser un buen momento para revisar las fotos que hayas tomado, si tuviste la cabeza para tomar alguna durante el acontecimiento. No solo te ayudará a relajarte, sino que puedes asegurarte de que las tienes ordenadas de forma que resulten fáciles de ver, sobre todo si hay fotos que otras personas realmente no necesitan ver. Querrás hacer algo bastante sencillo mientras te relajas, y revivir la aventura puede darte una idea de las fotos que te perdiste y que aún puedes tener la oportunidad de tomar, como con los médicos y las enfermeras o tal vez algunas fotos familiares tempranas.

Elijas lo que elijas, no lo hagas mientras conduces de vuelta a casa. Concéntrate en la carretera. No caigas en la tentación de enviar mensajes de texto sobre las noticias mientras conduces.

Probablemente te sentirás un poco agotado, si es que no lo estás ya, y tu familia necesita que llegues a casa sano y salvo. Pon música o escucha cualquier cosa que pueda mantenerte despierto.

Si tienes algo de tiempo libre para estar a solas entre los viajes de vuelta al hospital, puede ser una buena idea continuar la labor que comenzaste durante el embarazo como super-pareja. Suponiendo que te hayas portado bien con tu pareja durante todo el embarazo, ya habrás creado algunos hábitos que querrás mantener. Estar ahí para tu pareja -especialmente en las semanas posteriores al parto- es algo en lo que necesitarás concentrarte, sobre todo si fue un parto difícil. Cuando estés con tu pareja y el bebé, ayúdale a cambiar pañales. Más allá de establecer algunas cosas muy prácticas, como conseguir artículos de primera necesidad, probablemente no hayas pensado mucho en el reparto de las nuevas responsabilidades que conlleva un bebé. El reparto de responsabilidades dependerá mucho de los compromisos laborales y de lo que hayas conseguido durante el embarazo de cara al futuro. En cualquier caso, éste es definitivamente el momento de empezar a pensar en lo que importa ahora que has superado con éxito el embarazo.

Si saliste de casa con prisas después de que se rompiera la bolsa, mira a tu alrededor para ver qué puedes hacer para que tu pareja llegue a casa limpia. Haz tareas rutinarias como fregar los platos, cortar el césped, pasar la aspiradora o barrer. Empieza a buscar por la casa cosas que necesiten ser a prueba de niños y haz una lista. Tendrás que esperar un tiempo antes de que necesites ocuparte de todo, pero hacerlo poco a poco te ayudará a mantener la cordura. También puedes hacerlo por etapas para cubrir el gatear o desplazarse, ponerse de pie y caminar. Mi hija mayor caminó pronto, hacia los seis meses. Estoy bastante seguro de que era más peligroso que lo que pasó la pequeña, que gateó durante casi dos años. En retrospectiva, reflejaba muy bien sus personalidades.

Tu casa a prueba de bebés

Muchas cosas que antes te parecían inofensivas van a resultar no serlo. Las cosas más obvias en las que querrás invertir son tapas de enchufes a prueba de bebés (asegúrate de que no son un peligro potencial de asfixia) y cierres de armarios y cajones. Quizá quieras mirar varias opciones, porque algunas son más cómodas para ti y más seguras para el bebé. Los diseños pueden estar determinados por las manijas de los armarios y cajones. Los protectores de esquinas para muebles puntiagudos pueden ahorrarle un golpe en la cabeza y un llanto inconsolable.

Las otras inversiones acertadas serán en barreras para bebés para cada habitación que tenga que permanecer fuera de los límites y cualquier escalera, normalmente arriba y abajo. Este es otro componente de la protección del bebé en el que los diseños pueden marcar una gran diferencia. Por ejemplo, si alguno de los dos padres tiene problemas de movilidad, puede que no quieras una reja que debas saltar. Las puertas que hay que quitar a menudo necesitan volver a colocarse con rapidez y firmeza. Utilizar la excusa de "solo será un segundo" nunca es fiable. Lo que compres necesita ser seguro para toda la familia. Revisa los reportes de los consumidores y los sitios web para padres.

Echa un vistazo a las estanterías bajas en busca de cualquier chuchería, plato de fantasía, libro, botella, medicamento, producto de limpieza, producto químico o comida para mascotas que necesite ser trasladado a estanterías más altas. Puede ser una tontería, pero gatear por tu casa puede hacerte reír un poco, hacer un poco de ejercicio y observar los peligros potenciales desde el punto de vista de un bebé. Verás cables eléctricos que cuelgan, esperando a que alguien los jale. Todos ellos necesitan ser acortados y guardados de forma segura. Vigila dónde cargas los dispositivos portátiles.

> Puede que también necesites ocuparte de cosas que no sueles tener en cuenta. Los muebles y estanterías que no estén bien sujetos pueden necesitar un soporte para fijarlos permanentemente a la pared. ¿Tienes un bonito y caro televisor de pantalla grande? Necesita un soporte, si acaso no lo tiene ya.
>
> Aparte de eso, ten en cuenta las plantas, tu almacén de bolsas de plástico de la compra, las sillas mecedoras o móviles, la seguridad de los juguetes (por ejemplo, los materiales utilizados, los posibles riesgos de asfixia) y las tapas de los grifos (para evitar quemaduras accidentales del bebé). Es imprescindible invertir en un monitor para bebés y mantener la cuna libre de cosas de peluche (desde almohadas a muñecos y protectores). Muchos estudios demuestran que no son una buena idea y pueden ser un peligro.

Sobrevivir a las primeras 24 horas con tu recién nacido estará lleno de experiencias totalmente nuevas. Asimílalas y aprende todo lo que puedas sobre la persona que de repente se ha convertido en un nuevo miembro muy real de tu familia. Tu pareja y tú tendrán que trabajar juntos y ser totalmente responsables durante muchos años. Ahora mismo, el niño es el más vulnerable y el menos capaz de cuidar de sí mismo. El mayor problema es que tú serás responsable de proporcionar las cosas básicas que necesita tu bebé, y puede que no tengas ninguna experiencia en ello. Es por eso que el próximo capítulo profundizará en ese tema.

Trucos para Papás del Capítulo 1

Truco #1 de preparación para el bebé: Piensa como un bebé. Cuando se trata de poner a prueba al bebé, nunca se es demasiado precavido. Aunque pase un tiempo antes de que tu hijo pueda deambular libremente, querrás cerrar todas las partes de tu casa lo antes posible. Tu dormitorio, tu cuarto de baño, la cocina, la sala de estar; busca todos los rincones, químicos y grietas por los que tu bebé podría colarse.

Truco #2 de preparación para el bebé: Tu recién nacido puede verse raro; ¡no pasa nada! Los bebés pueden tener un aspecto muy extraño cuando nacen, pero no hay motivo para preocuparse. Tu bebé puede tener las piernas o los pies doblados, los ojos hinchados o abultados, e incluso puede tener un tono azulado o violáceo. Recuerda que tu pareja acaba de pasar por un acontecimiento muy difícil; asustarse por el aspecto del bebé no ayudará. Si estás preocupado, habla con tu médico, pero en la mayoría de los casos, tu bebé tendrá un aspecto "normal" en 24 horas.

Truco #3 de preparación para el bebé: El contacto piel con piel es importante. Durante la primera hora tras el parto, el contacto piel con piel entre la madre y el bebé es esencial. Si tu pareja no puede facilitar este contacto, tendrás que hacerlo tú mismo. El contacto piel con piel tras el parto es un gran estímulo para el establecimiento de vínculos afectivos. Abraza a tu bebé y establece contacto visual con él; esto le ayudará a sentirse seguro y tranquilo.

Truco #4 de preparación para el bebé: Asegúrate de que tu pareja descanse. Tu pareja estará agotada física y emocionalmente tras el parto, y necesitará ayuda para descansar adecuadamente a fin de recuperarse. Intenta tomar las riendas del cuidado del bebé en las primeras 48 horas, mientras tu pareja tiene la oportunidad de relajarse y recuperar fuerzas. Ocuparte de los pañales, ayudar con la alimentación y atender las necesidades de tu pareja contribuirá en gran medida a que se recupere.

Truco #5 de preparación para el bebé: Hablar sobre la lactancia materna. La lactancia puede ser difícil al principio, y tu pareja necesitará que la tranquilicen si el bebé tiene problemas para prenderse. Pueden consultar a especialistas del hospital, a un especialista en lactancia o a tu médico de cabecera para que les aconseje cómo ayudar a tu pareja. Estará emocionalmente agotada, así que asegúrate de asumir la responsabilidad de buscar a estos especialistas y solucionar el problema lo antes posible.

Capítulo 2

Cuidados básicos para tu bebé

"La mayoría de las veces, el secreto del éxito reside en lo más básico, en las pequeñas victorias. Los pasos pequeños, constantes y disciplinados conducen a grandes éxitos." — Abhishek Ratna

Ahora que tienes a tu bebé en casa, empieza un reto mayor. Aprender a criar a tu bebé será un trabajo en curso, por mucho que hayas leído y estudiado. No hay prisa por convertirse en un experto en todo. Hay algunos errores más importantes que querrás evitar, pero no tienes que preocuparte por las cosas pequeñas. Da pequeños pasos para aprender poco a poco, y anticipa que meterás la pata en algunas cosas. Ten siempre presente que tienes una compañera en la que apoyarte para obtener ayuda.

El primer error potencial que debes evitar es no tratar al recién nacido con suficiente delicadeza. Es un poco como si fuera un muñeco de porcelana. Esto es especialmente cierto para los bebés antes de que desarrollen la fuerza del cuello y otras habilidades motoras asociadas. Debes sostener la cabeza cuando sujetes al bebé y en todas las posiciones. Si no lo haces, puede caerse fácilmente y causar lesiones. Ten en cuenta que la cabeza puede inclinarse en cualquier dirección, por lo que debes protegerla desde todos los ángulos.

Acunar al bebé en brazos es una buena forma de prevenir cualquier problema, pero mantente atento a la cabeza y el cuello en todo momento, incluso al alimentarlo, hacerlo eructar y cambiarlo. A veces puede resultar más cómodo y práctico apoyar con una mano firme en la nuca. Se dice 'firme' y no 'con fuerza'. Ejercer demasiada presión puede ser tan malo como ejercer muy poca. Cuando acuestes al bebé para cambiarle el pañal, colocarlo en un cochecito, una silla de coche u otro portabebés puede ser lo menos cómodo, porque lo sostendrás lejos de ti para acostarlo. Aquí lo sostendrás con la mano detrás del cuello, justo debajo del cráneo, con la palma abierta. Si el bebé se retuerce, esto puede resultar un poco difícil. Tómate tu tiempo. No hay nada bueno en dejar caer al bebé. No hay cabida para juegos bruscos.

No olvides la importancia de la higiene. El bebé tendrá anticuerpos y un sistema inmunitario, pero todavía no estará bien desarrollado. Probablemente todos seamos más conscientes de lo que nos gustaría de la importancia de mantener las manos limpias debido a la experiencia con la pandemia. Mantener un buen régimen de lavarse las manos o utilizar desinfectante antes de manipular al bebé tiene mucho sentido. Puede que notes que los médicos se lavan mucho las manos durante las visitas al bebé. No se trata solo de un trastorno obsesivo-compulsivo (TOC). Es una buena práctica. También querrás mantener un régimen para el bebé cuando lo cambies y después de alimentarlo.

Asegúrate siempre de que el bebé vaya bien sujeto en los portabebés y de que se utilicen dispositivos apropiados para bebés. Cualquier cosa que les haga sentarse demasiado erguidos en estas primeras semanas no será lo ideal. Lee las instrucciones. Habrá consejos de seguridad que es importante asimilar y buenas prácticas que debes seguir. Si compras algo usado, pide el manual del usuario o comprueba si puedes encontrarlo en Internet. Realiza inspecciones del suelo bajo tus pies; por ejemplo, si estás sujetando una silla portabebés y sales a la calle sobre hielo negro, eso puede ser un desastre. También debes tener cuidado si sales al supermercado. Colocar un portabebés encima de un carrito de la compra no es una buena idea. Por otra parte—y espero que no sea necesario decirlo— no dejes nunca al bebé en el coche.

Si tú o tu pareja no pueden arreglárselas para ir a comprar alimentos con seguridad, haz una lista con tu pareja y ofrécete como voluntario para hacerla mientras ella cuida del niño. No olvides hacer una lista de marcas y tallas. Si alguna vez te han enviado a comprar productos de higiene femenina, puede que te resulte familiar la extraña multitud de opciones. Yo tuve esa experiencia y no tenía ni idea de qué hacer. Me limité a observar a otros compradores durante unos minutos eligiendo cosas, busqué los lugares donde las estanterías estaban agotadas e hice la mejor conjetura. Por supuesto, volví a casa con el artículo equivocado y me enviaron de vuelta a la tienda. Esto puede ocurrir con cualquier cosa. Si no tomas notas y tu lista dice "cereales", volver a casa con Captain Crunch en lugar de Cheerios te hará volver al mercado a toda prisa.

Cómo cambiar un pañal

Esta es probablemente una parte de ser padre que a uno le cuesta asumir. Una vez que te acostumbras y creas un régimen, se convierte en algo natural, y en realidad no es tan horrible como podrías pensar en un principio.

Antes de traer el bebé a casa, ya deberías haber decidido si vas a utilizar pañales de tela o desechables. A algunas personas les gusta la sencillez de los desechables, pero puede ser interesante echar un vistazo a los servicios de pañales, que a mí me parecieron más o menos del mismo precio. Es mucho más respetuoso con el medio ambiente que los pañales de plástico que duran para siempre. Mi esposa y yo utilizábamos una combinación de pañales de tela para el uso habitual y pañales desechables en la bolsa de pañales/viaje. La razón es que hay que vaciar la tela y a veces enjuagarla antes de ponerla en el cesto de la ropa sucia. Lo cual no es fácil de hacer cuando estás en una tienda.

Sea cual sea tu elección, tienes que aprender a trabajar con ella. Los desechables eran fáciles de poner y tirar. Los de tela me asustaron al principio porque temía pinchar al bebé con los alfileres de gancho gigantes. La práctica te llevará a todas partes.

Mantén las provisiones cargadas donde vayas a hacer la mayor parte del cambio. No está bien dejar al bebé desatendido en un cambiador para que puedas buscar provisiones. Obviamente, necesitas pañales y alfileres de repuesto si usas pañales de tela. Es bueno tener a mano pomada y toallitas húmedas, porque las necesitarás para limpiar. Una toalla u otro pañal de tela probablemente debería ir debajo del bebé para solucionar rápidamente los "accidentes". Si cambias a un niño, puede que te encuentres con una fuente cuando le quites el pañal. Es prudente estar preparado en defensa propia. Un recipiente para desechar los pañales y toallitas usados también es una buena idea. Tu pañalera debe estar igual de bien equipada.

Para cambiar el pañal, ya sea del nº 1 o del nº 2, debes poner al bebé boca arriba. Cuando le quites el pañal, no tengas prisa, pues puede que no sepas exactamente lo que vas a descubrir. Puedes utilizar un trapito o toallitas para eliminar cualquier resto de suciedad. Cuando cambies a una niña, límpiala de delante hacia atrás para evitar causarle infecciones del tracto urinario (ITU). Pueden producirse sarpullidos aunque lleves bien los cambios de pañal. Yo le aplicaba pomada cada vez para ser previsor con las erupciones. No tiene por qué ser un producto especial. Por ejemplo, la vaselina funciona en un apuro. La dermatitis del pañal puede agravarse e infectarse si no se trata. Lávate las manos después de cada cambio, igual que harías al ir al baño.

Si aparece la dermatitis del pañal, puede provocar malestar en el bebé. Es un motivo más para que llore de nuevo. Haz un esfuerzo para asegurarte de que las partes pequeñas del niño están limpias después del cambio. Limpia con suavidad la erupción, asegúrate de que se aplica pomada y no permitas que los cambios de pañal se prolonguen demasiado. Puedes cambiar al bebé aproximadamente cada hora del día, incluso en mitad de la noche. Puede ser conveniente revisarlo con más frecuencia si aparece un sarpullido. Una erupción no significa que hayas hecho algo mal. La piel del bebé es sensible y algunos bebés son más sensibles que otros. Si la erupción se infecta (lesiones sangrantes), es el momento de ir al médico.

Cómo bañar al bebé

El baño de tu bebé no tiene por qué ser más frecuente que unas dos veces por semana, a menos que el pañal sea especialmente explosivo. En las primeras semanas, mientras esperas a que cicatrice la circuncisión o se caiga el cordón umbilical, es mejor no bañar al bebé en la bañera o el lavabo. Hacerlo podría interferir en la cicatrización natural. Planificar los días de baño puede ayudar a reducir el riesgo de erupciones. Pero ten en cuenta que el baño es un arma de doble filo. Muy pocos baños y corres el riesgo de que aparezca una rozadura. Demasiados, y corres el riesgo de resecar la delicada piel del bebé.

Los baños deben ser breves al principio. En todo caso, no hay mucho que lavar. Probablemente sea mejor hacerlo con una toallita y un jabón muy suave, como los que se hacen para bebés. No apliques demasiado jabón y asegúrate de que la temperatura del agua es tibia. El agua caliente puede escaldar fácilmente al bebé, así que pruébala como harías con la leche en la muñeca o el codo. Tener un vaso de plástico de algún tipo puede ayudar al enjuagar el pelo del bebé y verter agua sobre su cuerpo, para que no se enfríe. Hazlo todo con suavidad, pero limpia todas las pequeñas hendiduras detrás de las orejas y los pliegues gorditos detrás de las piernas. Es buena idea limpiarle los ojos, la nariz y las orejas, pero no utilices jabón ni nada "ingenioso" como los bastoncillos de algodón.

Si utilizas una bañera para bebés, llénala solamente unos centímetros y asegúrate de que el grifo está cerrado antes de meter al bebé en el agua. Dejarlo abierto podría alterar la temperatura del agua, o por una distracción podría encontrar el nivel del agua demasiado alto.

Cuando termines de limpiarlo, sácalo del agua y ponlo sobre una toalla para secarlo. El bebé tiende a ser resbaladizo cuando está mojado—razón de más para extremar las precauciones. Frota suavemente la parte superior de la cabeza, ya que la membrana craneal no está completamente formada y hay una zona blanda. No lo presiones, ya que debajo está el delicado cerebrito del bebé. Seca bien al bebé. Luego puedes darle un ungüento suave en las zonas que parezcan enrojecidas. Ponle el pañal y envuélvelo para asegurarte de que no tenga frío.

Cómo lidiar con el llanto

Una de las cosas más difíciles de criar a un recién nacido es que no pueden decirte lo que quieren. Más o menos lo hacen, pero no con palabras. El llanto es un lenguaje, y puedes llegar a entender cómo te habla tu bebé con un poco de tiempo y paciencia. No todos los bebés hablan el mismo lenguaje, pero al cabo de un tiempo deberías empezar a entenderlos. Un chillido significa algo muy distinto a un llanto de tono bajo. Sin ningún orden en particular, el llanto puede deberse a diversos factores estresantes:

- *Aburrimiento.* Sub-estimulación por quedarse demasiado tiempo solo, sin contacto visual, sonoro o sensación de movimiento. El bebé ansía el contacto humano y el entretenimiento; sin esto, puede recurrir al lloriqueo como forma de auto calmarse.
- *Dolor.* La sobrealimentación puede causar distensión o exceso de gases. Puede que el bebé necesite eructar. Asegúrate de ponerte un trapo en el hombro si sigues este camino, porque tanto si la causa es demasiada leche como demasiado aire, no puedes predecir cuál saldrá. Pero puede haber muchas fuentes de dolor, algunas más o menos evidentes. Un dolor de oídos, llagas en la boca, infección del tracto urinario, estreñimiento o sarpullido en carne viva pueden hacer que el bebé llore.
- *Hambre.* Probablemente la mayor causa de llanto sea el hambre. En estos primeros meses, el bebé necesitará comer a menudo. Aunque se parece al dolor en que siente malestar, el hambre tiene una solución relativamente fácil, mientras que el dolor puede ser más difícil de resolver.
- *Necesidad de dormir.* Cuando tu bebé no pueda conciliar el sueño, puede que tengas que trabajar en tus horarios y no dejar que los periodos de vigilia se prolonguen en el tiempo—tener demasiadas visitas que quieran ver al bebé puede desencadenar eso involuntariamente. Pero también hay métodos para calmar a tu bebé y ayudarle a entrar en un sueño reparador.
- *Enfermedad.* Si tu bebé contrae una enfermedad y tiene fiebre, al igual que tú, puede tener dolor de cabeza y de garganta. Presta atención a los síntomas de fiebre alta, que se considera 100.4°F/38°C. Por encima de esa temperatura, conviene que vayas al médico para averiguar la causa.

- *Pañal sucio.* Este es probablemente el número dos en la lista de bebés incómodos. Mantener la materia fecal contra la piel durante periodos prolongados hará que el bebé se sienta incómodo, tanto si el pañal está mojado como si no. Te harán saber que lo están.
- *La dieta de la madre.* Si la madre sigue amamantando por el método que sea (sacaleches o pecho a boca), la dieta de la madre puede afectar al niño. Por ejemplo, si la madre consume cafeína regularmente, el niño puede tener dificultades para dormir. Incluso si su dieta es mayoritariamente sana y uno o dos hábitos no le sientan bien al niño, puede haber reacciones adversas.

Hay otros factores estresantes que pueden contribuir al llanto, pero estas son algunas de las causas más frecuentes. La lista no acaba aquí. Si realmente prestas atención, puede que escuchando el monitor del bebé sepas qué solución necesita tu bebé. Empieza tu diagnóstico con esta lista.

Cuando tu bebé empiece a llorar –y es "cuando", no "si acaso"–, mantén la calma. Probablemente no estés haciendo nada mal. Quizá sea frustrante, especialmente si dura mucho tiempo. Puede que necesites acostar al bebé y dejarle llorar mientras te vas a otra habitación y respiras. Pero hay métodos que funcionan.

Siempre es bueno revisar primero las cosas sencillas, como el hambre y el pañal. Son las más fáciles de solucionar. Pero piensa antes de sacar conclusiones precipitadas. Por ejemplo, probablemente el problema no sea el hambre si el bebé acaba de comer. Después de haber examinado el pañal, quizá sea mejor considerar la posibilidad de hacer eructar al bebé, aunque ya lo hayas hecho. Esto hace más de una cosa, ya que reconforta al bebé en el contacto corporal estómago-pecho. Si el bebé ya está contigo, probablemente no sea aburrimiento. Probablemente necesite dormir si ha estado despierto durante un tiempo inusualmente largo.

Lo que digo es que hagas una lista (aunque sea en tu cabeza) y empieces eliminando lo que no debería ser el problema. Toma nota de las cosas que funcionan para resolver el problema cuando consigues que el bebé deje de llorar y prepárate para volver a utilizarlas. Es probable que un método no funcione igual todas las veces, pero hay muchas soluciones potenciales a tener en cuenta. Dos de las mejores son el movimiento y el sonido, o incluso una combinación de ambos.

El movimiento

El movimiento puede calmar con éxito a un bebé -sobre todo si no conoces el origen del problema-. Sacar al bebé a pasear en su carriola a menudo puede calmar los berrinches salvajes. Yo descubrí por casualidad que pasear por un aparcamiento de grava calmaba a mi hija mayor cuando intentaba tomar un atajo. El paseo era un poco accidentado, pero apuesto a que el ruido blanco de las piedras rechinando bajo los neumáticos también ayudó a que se durmiera. Me guardé esa solución en el bolsillo y la utilicé a menudo. Con suerte, los vecinos no se quejarán.

Poner al bebé en un asiento de coche y salir a dar un paseo es una sugerencia que mencionan muchos expertos. La teoría es que las vibraciones de baja frecuencia del sonido del motor y las ruedas en la carretera pueden ser calmantes. Además, el bebé se traslada a un entorno diferente, no hay una tonelada de estímulos en el asiento trasero de un coche, y hay un cambio de escenario. Incluso los adultos se duermen a veces por el movimiento de un vehículo. Sé sensato y no salgas a conducir cuando estés demasiado cansado. En ese caso, puede ser mejor sentarse con el bebé en una mecedora o ponerlo en un columpio. El simple movimiento puede ser justo el remedio para dormir al bebé.

Ruido

Una frase popular utilizada en algunos hogares solía ser: " No hagas ruido. El bebé está durmiendo". Las madres o los padres, agotados de conseguir que su bebé se durmiera, no estaban preparados para que se despertara de nuevo. Pero el ruido puede funcionar de varias formas distintas. Algunos pueden ayudarte a dormir al bebé; otros pueden tapar el ruido de fondo para que la vida pueda seguir en el hogar sin tener que caminar de puntillas.

La música puede convertirse en tu mejor amiga: a algunos niños les gusta la música clásica y a otros el metal. Por supuesto, hay canciones de cuna y música considerada para niños. Es un poco un proceso de prueba y error. Algunos niños se duermen o al menos se calman con el sonido del ruido blanco. Suena como encender la ducha o poner la radio en un canal que no existe. El ruido marrón puede ser una opción mejor, ya que es una frecuencia más baja. Ambos pueden ser útiles para ahogar el ruido de fondo de la casa. Otras opciones más inusuales para inducir el sueño tienen que ver con los ritmos binaurales (grabaciones de tonos y frecuencias). Hay muchas opciones en Internet de ruidos más naturales, como las tormentas de lluvia. Al igual que el ruido blanco y el ruido marrón, los sonidos de la naturaleza pueden ser relajantes para algunos bebés.

La clave para utilizar el sonido o el movimiento—o ambos simultáneamente—es distraer al bebé del problema que le molesta. Hacer todo lo posible por diagnosticar el motivo del llanto será, en última instancia, la forma más eficaz de resolver las cosas. Si el bebé ya está sobre estimulado, no tiene sentido utilizar una solución que le estimule más. Si está aburrido y demasiado cansado, un cambio de aires puede ser todo lo que necesita para cambiar de humor.

> **Otra opción para dormir**
>
> Las técnicas de hipnosis también pueden ser eficaces para conseguir que los bebés se relajen y se duerman profundamente. Parece que sólo funcionan con los bebés dispuestos a dormirse, no con los que lloran. Algo que puede valer la pena investigar son las técnicas basadas en las prácticas de Franz Mesmer, desarrolladas hace 200 años. Son métodos sencillos para ayudar a tu bebé a relajarse. A continuación encontrarás un buen recurso elaborado por un hipnoterapeuta galardonado.
> https://youtu.be/qZn6Nd0bG5k

Creando vínculos con tu bebé

Hacer un esfuerzo por establecer un vínculo afectivo con tu bebé tiene muchos beneficios. En primer lugar, es necesario para empezar a formar tu relación personal con tu nuevo bebé. En segundo lugar, puede ser reconfortante y tranquilizador para el bebé, lo que ayudará a reducir los episodios de llanto. En tercer lugar, tu pareja notará tu esfuerzo, y eso puede reforzar enormemente su relación.

El vínculo afectivo con tu hijo comienza casi inmediatamente después del nacimiento. Como es un proceso no verbal, no te comunicarás con palabras. Empiezas a crear tu conexión con el tacto, los gestos y otras acciones físicas. La voz desempeña un cierto papel, pero no es exactamente el que se podría pensar.

El aspecto físico comienza con el simple hecho de sostener a tu hijo en brazos, por lo que es esencial que te sientas cómodo. Cuando estás incómodo, inconscientemente te comunicas con una vibración que dice que estás inseguro y quizás incluso "esto no me gusta". Este no es el tipo de mensaje que quieres empezar a comunicar.

Tu pareja tendrá una gran ventaja en sus oportunidades de conectar con el niño. Ya lo ha hecho. Antes incluso de que nazca el bebé, se ha formado una conexión a través de llevar al bebé durante nueve meses. Pero incluso inmediatamente después del nacimiento, ella tiene la oportunidad de amamantarlo, y ese tipo de contacto es algo que el padre no tendrá la oportunidad de hacer. Bueno, al menos no exactamente.

Una alternativa a la lactancia materna es aprovechar la oportunidad de alimentar al bebé con biberón cuando sea una opción. Es posible, por ejemplo, extraer leche materna y utilizarla en biberones que te permitan oportunidades intermitentes de alimentar al bebé. Al igual que los primeros intentos de lactancia de tu pareja, la alimentación con biberón puede no ir especialmente bien, sobre todo si tu pareja da el pecho exclusivamente sin biberón. Si no va bien, puede funcionar que la madre introduzca de vez en cuando la alimentación con biberón solo para que el niño se sienta cómodo con el nuevo formato. Si a ella le va bien, lo más probable es que al padre le vaya mejor.

La alimentación es solo un ejemplo de cómo hacer que el niño te acepte y establezca un vínculo contigo. No es el "todo y el fin de todo".[1] Aunque la alimentación con biberón no vaya bien enseguida, puedes dedicar tiempo a practicar cómo acunar al niño en brazos de forma reconfortante. Cuanto mejor consigas adoptar una posición de lactancia (acunar al niño para darle el biberón), más probabilidades

---

[1] Un estudio interesante sobre el tema del vínculo afectivo fue una serie de experimentos realizados por el psicólogo Harry Harlow en 1958 con monos rhesus. En parte de la serie de experimentos, Harlow separó a los recién nacidos de sus madres y los colocó con dos madres sustitutas. Una de las madres era de alambre y solo les proporcionaba comida. La otra estaba envuelta en algo parecido a piel, que los monos podían "abrazar". Los monos bebés pasaron más tiempo con la madre que los abrazaba que con la que los alimentaba. Vale la pena consultar el estudio. https://www.simplypsychology.org/harlow-monkey.html

tendrás de tener éxito con el biberón. Pero querrás practicar otras posturas, como el contacto pecho con pecho. Puedes practicar cómo hacer que el bebé se sienta seguro en tus brazos durante estas sesiones. Incluso puedes probar a darle suaves masajes y darle unas palmaditas.

Otra forma de mejorar la conexión con tu recién nacido es hablar. No hace falta que utilices palabras, un canto ligero, un arrullo o incluso un tarareo servirán para este propósito. Cualquier sonido vocal que sirva para que el bebé se acostumbre a oír tu voz puede ayudarte a establecer este tipo de conexión. Pero tampoco hay ninguna razón por la que no puedas contarle cuentos, leer libros con él o hablarle del mundo que le rodea mientras le llevas de paseo. Lo único que debes tener en cuenta es no sobresaltar al bebé con una voz estridente, o podrías desencadenar una sesión de llanto. Pero lo importante aquí es que la familiaridad aporta comodidad, confianza y crea lazos afectivos.

El cuidado básico de tu bebé tiene que ver tanto con prestar atención a tus necesidades como a las del niño. Dar lo mejor de ti y hacer evolucionar tus esfuerzos con el tiempo te hace más inclusivo en la familia. Puede que toda la experiencia sea nueva para ti, pero este capítulo debería haberte proporcionado alguna perspectiva sobre los aspectos básicos del cuidado del niño y de cómo ser bienvenido en su vida. Deberías saber cómo evitar errores graves, cambiar un pañal, bañar al bebé, lidiar con el llanto y hacer intentos para iniciar el establecimiento de vínculos afectivos. Por supuesto, esto no es más que un punto de partida, ya que tu experiencia debe desarrollarse con algo de práctica y error.

Hemos tocado aquí el tema de la alimentación, pero hay mucho más que eso. Por eso profundizamos en la alimentación en el Capítulo 3.

Trucos para Papás del Capítulo 2

Truco #1 de cuidados básicos: Manéjalo con cuidado. Al igual que el envío de un jarrón de gran valor, la manipulación de tu bebé debe hacerse con el máximo cuidado. Asegúrate de sostener la cabeza y el cuello de tu bebé cada vez que lo tomes en brazos. Si tienes que agacharte, asegúrate de doblar las rodillas y acercar al bebé a tu pecho.

Truco #2 de cuidados básicos: El alivio y el vínculo van de la mano. Establecer un vínculo con tu bebé le ayuda a sentirse seguro a tu lado, y le enseñará a buscarte cuando se sienta en peligro. Prueba distintos métodos para calmar a tu bebé mientras lo tienes cerca; todos los bebés son únicos y puede que necesites calmarlo con distintos métodos.

Truco #3 de cuidados básicos: Practica tu cambio de pañal para ahorrar tiempo. Como un equipo de Fórmula 1 de un solo hombre, querrás que el cambio de pañales sea una ciencia. Practica tu técnica y aprovecha cualquier oportunidad para dar un respiro a tu pareja cambiando tú los pañales. No solo te lo agradecerá, sino que tú serás más rápido en el cambio y ahorrarás tiempo.

Truco #4 de cuidados básicos: No dejes que el llanto te afecte. Es normal frustrarse cuando tu bebé no deja de llorar. Tómate un segundo, concédete un momento fuera con algo de silencio (siempre que tu pareja pueda vigilar al bebé), y luego vuelve a entrar y averigua el motivo de su llanto. Los bebés pueden llorar porque tienen hambre, están cansados, tienen el pañal sucio, se están adaptando a la temperatura, necesitan eructar y un millón de razones más. Intenta encontrar los motivos del llanto frecuente de tu bebé y actúa en consecuencia para solucionar el problema.

> **Truco #5 de cuidados básicos: Está bien que llames al médico.** A algunas personas les preocupa estar molestando a su doctor, pero la ansiedad en los primeros meses puede ser abrumadora. No dudes en ponerte en contacto con tu médico si crees que tu bebé tiene algún problema. Sí, eso significa que en ocasiones irás y te dirán "solo tiene gases" o "tiene una fiebre muy leve". Pero más vale prevenir que lamentar, ¡y consultar te ayudará a dormir mejor por la noche!

Capítulo 3

Cómo alimentar a tu bebé de la forma correcta

"La alimentación puede ser de muchas formas. También la felicidad." — Ranjani Rao

La nutrición no es algo que simplemente satisface el hambre. Para que tu bebé crezca en mente y cuerpo, se desarrolle adecuadamente y siente las bases de una vida sana, es necesario que lo alimenten correctamente. Obviamente, no tomará ninguna decisión por sí mismo, así que ésta es su responsabilidad. Puede que sea capaz de encender la alarma y llorar cuando tenga hambre, pero ni siquiera sabrá lo que quiere, y mucho menos entenderá cuáles son las opciones prácticas. El bebé no va a estar pronto en su silla alta masticando filetes o empuñando el mango de un muslo de pavo como Enrique VIII (aunque no tardará en llamar la atención de la habitación como si estuviera presidiendo un tribunal).

En este capítulo, examinamos la idea de los horarios para comer durante el primer año del bebé y lo que debes y no debes hacer en cuanto a lo que debes permitir que pase por sus labios durante sus etapas de desarrollo. Es suficiente con abordar los aspectos básicos al principio, para que te vayas familiarizando a medida que te asientas en una rutina. Tendrás que seguir ciertas normas por motivos de salud y seguridad. Pero a medida que aumenten tus habilidades como padre, también debería hacerlo tu enfoque de la nutrición.

¿Qué hay en el menú?

Probablemente a un adulto le parezca imposible el poco sustento que realmente necesita tu bebé en las primeras semanas de vida. No es más por volumen de lo que puede caber en un solo sorbo de la bebida que elijas. Ese volumen es por toma. Esto puede hacer que te preguntes por el alboroto inicial por dar bien el pecho, porque de todos modos no se consume gran cosa. El pequeño volumen inicial es parte de la razón por la que no es urgente hacerlo bien la primera vez. Pero la necesidad de frecuencia (unas diez veces al día) es la razón por la que es esencial trabajar para resolver cualquier problema enseguida.

Cuando el bebé estaba en el útero, recibía cuidados constantemente. Ahora, con un estómago del tamaño de una canica, tienen que empezar a ser responsables, al menos en parte, de su propia subsistencia (al menos deben tragar). En realidad, no deberían pasar más de cuatro horas sin alimentarse. Aunque su estómago aumentará de tamaño con bastante rapidez—probablemente cuadruplicando su capacidad en las dos primeras semanas—eso sigue siendo apenas dos onzas líquidas por toma.

> **Consumo de leche previsto por promedio (alimentación y frecuencia)**
>
> Recién nacido a 2 semanas: 0.5 a 2 onzas (a demanda)
> De 2 semanas a 2 meses: 3 oz. (8 veces al día)
> 2 a 4 meses: 5 onzas (7 veces al día)
> De 4 a 6 meses: 6 onzas (7 veces al día)
> De 6 a 12 meses: 8 onzas (6 veces al día)
> Más de 12 meses: 8 onzas o más (4 veces al día)
>
> Ten en cuenta que éstas son cifras aproximadas. Tendrás que adaptarte a tu bebé (por ejemplo, si es muy pequeño, la ingesta será menor). Todo el horario y la lista de expectativas pueden cambiar si tu bebé nace prematuramente.

Las decisiones sobre la lactancia, el uso de leche materna o el biberón con leche de fórmula son personales. Sin embargo, la elección de hacer una cosa u otra no siempre obedece a una simple selección. Pueden filtrarse en la ecuación algunos factores que escapan a tu control. En cualquier caso, elegir con conocimiento de causa significa saber por qué seleccionas uno u otro en primer lugar.

Un dato curioso sobre tu bebé y los líquidos es que el bebé solo debe consumir leche materna o de fórmula durante el primer año. Los jugos, la leche de vaca e incluso el agua no son recomendables, ya que no aportan los nutrientes adecuados y no serán útiles para la salud y el desarrollo del bebé, que son preocupaciones fundamentales—sobre todo en el primer año. Introducirás sólidos alrededor del sexto mes. No es necesario apresurarse, y continuarán dándole leche/fórmula cuando se introduzcan los sólidos.

Hagas lo que hagas, presta atención a las recomendaciones de tu pediatra. La información aquí expuesta es una guía general y no la definitiva.

Lactancia materna

Uno de los mayores problemas de la lactancia materna es que no tienes ni idea de la cantidad que el bebé ingiere en cada toma. Puedes estar seguro de que no es mucho en esas dos primeras semanas, y la mayoría de la gente considera que la alimentación temprana con biberón no vale la pena. Sin embargo, no todos tienen el mismo interés en seguir amamantando o en optar por la lactancia materna.

Antes de hablar de la alimentación con biberón, hay que mencionar algunas ventajas de la lactancia materna a largo plazo. La leche materna es el néctar natural de la naturaleza. La evolución proporciona a la mamá la mejor fábrica para proporcionar nutrición a su bebé. La leche de mamá se produce con el equilibrio perfecto de nutrientes de grasas y proteínas, y además el fluido está repleto de vitaminas, oligoelementos y anticuerpos fácilmente digeribles. La única advertencia es que la calidad de la leche depende de la dieta de la madre. Una dieta equilibrada que limite la comida basura y fomente una buena nutrición proporciona el combustible que el cuerpo necesita para fabricar una leche nutritiva para el bebé.

La leche materna será más fácil de digerir para el bebé que la leche de fórmula. Favorecerá todos los sistemas y funciones, contribuirá a un desarrollo sano y el bebé recibirá un flujo constante de bacterias beneficiosas para desarrollar su flora intestinal. Los beneficios nutricionales ayudan a reforzar el sistema inmunitario del bebé y reducen la probabilidad de que desarrolle alergias, infecciones de oído y problemas gastrointestinales. Por muy bien "formulada" que esté, la leche artificial no hace todas estas cosas. Empezar a tu hijo con la fuente de alimentación definitiva puede prepararle para una vida larga y sana. Siempre que la madre tenga un poco de cuidado con lo que ingiere, hay claros beneficios nutricionales. Que no fume, beba ni se exceda (por ejemplo, cafeína, suplementos de hierbas, pescado con alto contenido en mercurio o alimentos muy procesados).

La leche materna siempre está lista a la temperatura perfecta y en el volumen ideal, en el mejor envase. No necesitas ir a la cocina, ni preocuparte de limpiar los biberones, ni de posibles problemas de "administración de alimentos" (las cosas no se conservan eternamente en el frigorífico) o de esterilización. El bebé toma lo que quiere, y el desperdicio es prácticamente nulo. Es gratis.

Otra pequeña consideración es el beneficio para la mamá. La producción de leche quema calorías. El peso ganado durante el embarazo (todas las mujeres aumentan durante el embarazo) se perderá mucho más rápidamente. También hay otros beneficios para la salud que puede merecer la pena investigar, como una menor probabilidad de desarrollar diabetes y cáncer de mama o de cuello de útero.

Alimentación con biberón

Aunque los beneficios de la lactancia materna parecen evidentes, hay algunas razones válidas por las que una madre primeriza puede optar por pasar a la leche de fórmula rápidamente —o incluso inmediatamente. La alimentación con biberón no es necesariamente independiente de la lactancia materna, ya que algunas mujeres pueden elegir extraerse y almacenar su leche para alimentar con biberón solo por la comodidad de no tener que ser siempre la responsable de la alimentación. Pero en aras de la simplicidad, en esta sección "alimentación con biberón" se refiere a la leche artificial.

Algunas cuestiones de comodidad o practicidad hacen que la gente opte directamente por la alimentación con biberón. No todos son egoístas o están mal aconsejados, y puede que no se alejen de lo que es mejor para el bebé a pesar de las numerosas ventajas de la leche materna.

En raras ocasiones, los niños nacen con intolerancia a la lactosa, lo que esencialmente habría sido fatal antes de la disponibilidad de la leche artificial. Los padres pueden considerar sustitutos, como la leche de soja, para alimentar al bebé con biberón. Tanto si la elección de alimentar al bebé con biberón tiene una base médica como si no, la alimentación con biberón permite compartir la responsabilidad de la alimentación entre los padres con mucha más facilidad. Esto puede ayudar al padre a establecer un vínculo con el niño durante las tomas desde una etapa muy temprana, de una forma que no es posible de otro modo. La responsabilidad tampoco se limita a los padres, de modo que todo un pueblo puede ayudar a criar al niño si es necesario.

La alimentación con leche artificial tenderá a dejar saciado a tu bebé durante más tiempo. Esto se debe en parte a que la leche artificial es más difícil de digerir, por lo que permanece más tiempo en el estómago. Esto viene acompañado de la ventaja de que las tomas son menos frecuentes. Puede hacer que la capacidad del estómago del bebé aumente a un ritmo más rápido, lo que a su vez hace que necesite alimentarse más por toma y posiblemente aumente más de peso.

Se puede dar el biberón al bebé en cualquier sitio, mientras que la lactancia materna a veces puede resultar un poco incómoda — por normal que sea. En algunas culturas (por ejemplo, en Estados Unidos) se tendrán más problemas con la lactancia abierta. Los biberones también facilitan medir cuánto consume tu bebé. Esto también separa cualquier preocupación sobre lo que ingiere la mamá. A veces, la situación personal de la madre puede hacer que se opte por el biberón. Por ejemplo, si la madre necesita tratamiento para una enfermedad con medicamentos. Los medicamentos pasarán a la producción de leche y también se dosificarán al bebé.

La higiene de los biberones es fundamental. Debes esforzarte por cumplir las reglas de los hospitales sin empaparlo todo de productos químicos, ya que éstos hacen más mal que bien. Lo ideal es limpiar los biberones inmediatamente después de usarlos, para que no se formen costras en su interior. Evita cometer errores tontos como utilizar una esponja vieja y maloliente para hacer la "limpieza". Utiliza un cepillo para biberones y lávalos bien con agua caliente (hervir todos los biberones para esterilizarlos regularmente es una buena idea). Limpia también el cepillo para biberones después de cada uso. Lee las instrucciones del fabricante para el cuidado adecuado de tu producto específico.

Los biberones no son el único lugar que necesitas higienizar. Independientemente de lo que pienses de tu fuente de agua, necesitas hervir el agua antes de mezclar la leche de fórmula. Hiérvela y déjala enfriar. Aunque no es un problema si mezclas biberón a biberón agitando en el propio biberón, presta atención a los utensilios que utilizas para preparar la fórmula. Por ejemplo, si utilizas un utensilio de cocina para mezclar la fórmula del día (tal vez un batidor o una cuchara), esterilízalo previamente asegurándote de que está limpio y luego hierve el extremo en agua durante 2 minutos. Las cosas pueden parecer limpias, pero no son las cosas que puedes ver las que necesariamente deben preocuparte. Opta por la seguridad. El agua hirviendo resuelve muchas preocupaciones. Ten cuidado con el agua hirviendo y no acerques al bebé a ella.

Introducción a los sólidos

Existen algunos indicadores aproximados de cuándo está preparado tu bebé para empezar con los alimentos sólidos. Podría ser a los cuatro meses, pero dependerá de varios factores. Como mínimo, el bebé debe tener un buen control motor de la cabeza. Debe haber tenido un buen aumento de peso con su dieta líquida (por ejemplo, un aumento de peso del 50% respecto al peso al nacer o más), y puede estar mostrando interés por la comida (alcanzar fuentes de alimentos sólidos o mirar atentamente mientras comes). Otras señales pueden ser que mastique sus puños y que aumente su demanda de leche.

Una vez que decidas introducir sólidos, o cuando el médico te lo recomiende, planea ir poco a poco. Algunas advertencias básicas te ayudarán a no meterte en líos y a mantener a tu bebé fuera de peligro. Cosas que parecen adiciones inofensivas a la dieta del bebé pueden ser más bien como dar chocolate a tu perro. Un perro tomará chocolate con gusto, igual que tu bebé empezará a meterse casi cualquier cosa en la boca. No acabará bien para el perro y podría llegar a matarlo. Puedes deducir lo que estoy insinuando sobre el bebé.

Pocos alimentos están prohibidos en el menú infantil, salvo la miel. Incluso mojar un dedo en un poco de miel para dar a probar a tu bebé la deliciosa magia que puedes estar utilizando por sus beneficios para la salud, puede acabar provocándole un caso de botulismo infantil. Si eso suena aterrador, debería, porque las complicaciones pueden poner en peligro la vida. La otra fuente potencial de esta toxina mortal (la botulina la produce el clostridium botulinum) pueden ser los alimentos enlatados en casa. Es una buena razón para no alimentar a tu bebé con ningún regalo bienintencionado de alimentos infantiles caseros, por mucho que respetes a la persona que te hace el regalo. Aunque rechazar el gesto puede ser de mala educación, utilizarlos probablemente será imprudente y posiblemente ponga en peligro la vida del bebé.

En esta línea de pensamiento sobre alimentos con bacterias potencialmente dañinas entraría cualquier cantidad de alimentos no pasteurizados. Estos pueden contener incluso niveles bajos de bacterias que un niño mayor se encogería de hombros sin más, pero aun así son suficientes para infiltrarse en el delicado sistema inmunitario de tu bebé y crear una mala situación. Estos mismos alimentos estarán bien cuando ese sistema inmunitario esté mejor establecido, pero deja que se establezca y, hasta entonces, actúa con precaución. Un buen ejemplo de alimentos que parecen inofensivos es el queso elaborado con leche no pasteurizada. Esto se te puede escapar fácilmente porque la mayoría de la gente piensa que el queso es queso. Aunque la mayoría de estos alimentos no pasteurizados pueden ser inofensivos en última instancia, no hay razón en el mundo para correr ese riesgo cuando hay otras opciones seguras. Y, sí, esto significa en última instancia que estás yendo en contra del mantra de evitar los alimentos procesados, porque pasteurizar es procesar. Sin embargo, por lo general te inclinas por alimentos procesados específicamente para el consumo infantil, no por el tipo de alimentos procesados que los medios de comunicación critican.

Alimentos con azúcar y sal: ambos reciben un no. Puede que sientas que quieres que el bebé experimente delicias culinarias, pero hay mucho tiempo para ello. La sal puede ir en contra del delicado metabolismo del bebé y causarle daños renales. Eso sí que es aterrador, sobre todo cuando es totalmente innecesaria para dar sabor a su comida. Evitar el azúcar y cualquier tipo de dulces durante al menos los dos primeros años de desarrollo puede salvar a tu bebé de futuros problemas de salud (hay una larga lista, que incluye obesidad, enfermedades cardiacas, hipertensión, etc.). No hay absolutamente ninguna razón por la que el bebé necesite azúcar en su dieta. Puede que sientas que quieres darle un dulce, y lo más probable es que ni siquiera le guste porque puede ser demasiado fuerte. Si lo hacen, pueden crear un monstruo. Bastará con que se acostumbre a la sensación de tener en la boca algo que no sea líquido.

Una palabra clave en la que debes pensar cuando se trata de la dieta de tu bebé: es insípido. Imagina el escenario al que te enfrentas. Tu bebé no ha tenido más que aire y leche hasta que vayan a introducir la comida sólida. Acostumbrarlo a tragar alimentos sólidos ya será bastante difícil. Experimentar por primera vez la invasión de una sustancia extraña en su cavidad bucal será suficiente sorpresa. La reacción será probablemente la de electrizar su lengua y sus papilas gustativas, ya que llevan durmiendo con el mismo menú y los mismos sabores unos seis meses. Las papilas gustativas van a tener su primera prueba de fuego, y no hará falta mucho para provocar una sobreexcitación en ellas. Anticípate y prueba primero lo que decidas darle a tu bebé. Será blando e insípido, y probablemente no te gustará. Eso es perfecto.

Hay que tener en cuenta los riesgos de asfixia. Cualquier cosa que normalmente requiera ser masticada no es una buena idea para alimentar al bebé. Una pista clave que debes tener en cuenta es la clara falta de dientes del bebé. Sin dientes, no mastica. No masticar aumenta el riesgo de asfixia. La gente insiste en tomar malas decisiones cuando se trata de esto, como darle un cacahuete a un bebé. El bebé no es un elefante, y tu casa no es un zoológico. No lo hagas. Incluso hay alimentos blandos que no son una buena idea. Por ejemplo, la gelatina, a menudo considerada la favorita de los niños, no es para bebés. No tienen que masticarla, pues acabará derritiéndose en su boca, pero ese no es el problema. El problema es que, mientras está en forma sólida, puede deslizarse fácilmente en su garganta e impedir que el bebé respire. Es una consecuencia bastante grave. También hay que tener en cuenta que la gelatina está cargada de azúcar, que ya se suponía que debías evitar. Donas, no. Pasteles, no. Todo necesita ser triturado y desaliñado, a veces incluso lo que puede parecer una papilla desagradable.

Lo que elijas como primer alimento es menos importante que el que sea sencillo, y que el bebé se haga a la idea de cómo funciona el mecanismo. Intenta darle sólidos por primera vez antes de darle el biberón. En ese momento tendrá más hambre y estará más dispuesto a hacer algo para calmarla. No debes forzar al bebé a abrir la boca. Si tomas el camino habitual y consigues algún tipo de puré de verduras insípido de marca, ponlo en la cuchara y deja que el bebé lo intente abriendo la boca. Aquí pueden ocurrir cosas bastante histéricas, dependiendo del nivel de interés que el bebé haya mostrado hasta ese momento. Es probable que te haya estado observando comer, e imitarte es uno de sus comportamientos preferidos. Si el bebé no muestra interés mientras le ofreces la papilla en una cuchara, enséñale cómo se supone que funciona. Si va a coger la cuchara, deja que la guíe pero no se la sueltes. Puede que solo agarre lo que hay en la cuchara. Pero bueno. No puedes esperar que los primeros intentos salgan bien o que se contenga el desorden. Tampoco puedes garantizar que se lleven nada a la boca.

En los intentos iniciales, la cantidad que coma el bebé carece de importancia. Seguirá obteniendo principalmente todos sus nutrientes de la leche materna/de fórmula. Tú estás trabajando para crear una puerta de entrada al proceso de destete. No ocurre de golpe, ni mucho menos. Y, en realidad, solo deben intentarlo una vez al día hasta que haya progresos. Puede que tengan que intentarlo muchas veces antes de que parezca un verdadero éxito. El éxito se mide por el hecho de que algo entre y no vuelva a salir. Una vez dominado el mecanismo de la ingestión, pueden empezar a variar el menú. No hay razón para precipitarse y pasar demasiado rápido a un menú amplio, ya que el bebé no tiene ninguna exigencia culinaria. Cada alimento nuevo es una aventura.

Manténgase con las cosas blandas. Incluso puedes dejar que el bebé participe en una comida familiar dándole algo en puré. Por ejemplo, si le sirves patatas, deja que tenga un poco de papilla. A medida que el bebé progrese, prueben a darle alimentos blandos cortados en trozos pequeños. Cuando lo pueda manejar, dale cosas un poco más duras. Los Cheerios normales son un popular constructor de habilidades motoras. Es tan sencillo como sentar al bebé en la silla alta y esparcir unos cuantos Cheerios en su bandeja. Dejar que se revuelvan y se esfuercen no es un entretenimiento cruel, sino que les ayuda a desarrollar habilidades motoras y la coordinación mano-ojo.

Tu confianza es tan importante como la del bebé a la hora de manejar lo que le das. No hay ninguna razón real para impedirles explorar, siempre que seas inteligente con las opciones alimentarias. Mantén las cosas sencillas, sin sabores y con tamaños de bocado adecuados a sus habilidades. Experimenta con alimentos blandos, como frutas frescas (por ejemplo, plátano, aguacate), e introduce retos poquito a poco. Ve aumentando gradualmente hasta alcanzar tamaños que el bebé pueda sostener en el puño y morder a su gusto.

Seguridad y almacenamiento de los alimentos

Para asegurarte de que no estás creando riesgos alimentarios, ten cuidado con cómo almacenan los alimentos que va a comer tu bebé. Si compran comida para bebés, revisa el tapón de los tarros antes de abrirlos, presionando el botón de la tapa hacia abajo para revisar el sellado. Esto te ayudará a asegurarte de que el tarro no se ha abierto previamente en la tienda y de que el contenido no se está echando a perder (las bacterias dañinas pueden crear gas, y el cierre se volverá inestable). Una vez abierto el tarro, asegúrate de que vuelve al refrigerador lo antes posible y planea conservarlo dos días como máximo.

No hay ninguna razón por la que no puedas cocinar para un bebé, pero necesitas estar absolutamente seguro de tus prácticas de seguridad alimentaria. Todo lo que cocines debe estar bien cocido y bien refrigerado; cuando se trata de un bebé, piensa en la pizza quemándote el paladar por todo lo que no esté ligeramente tibio al tacto. La refrigeración es importante, pero puedes empeorar las

> cosas si no lo haces correctamente. Si guardas los alimentos cubiertos con un envoltorio de plástico o un Tupperware tapado, deben enfriarse a 21°C/270°F antes de taparlos, o crearás un ambiente propicio para que proliferen las bacterias. No te descuides con las prácticas de seguridad alimentaria sobre todo al principio.

Mucho lío con el agua

No le darás a tu bebé agua sola durante los primeros seis meses. Los bebés obtienen toda la hidratación que necesitan de su dieta líquida básica. La otra cara de la moneda es que darles agua antes de tiempo les privará de una nutrición esencial. El agua ocupará el espacio que necesitan para una nutrición óptima.

Alrededor de los seis meses, está bien dar a tu bebé pequeñas cantidades de agua como descanso, curiosidad y herramienta de aprendizaje. Siempre debe ser agua hervida y enfriada, para garantizar que no le perjudique más de lo que le beneficia, al menos hasta que el bebé pase la curva de los 12 meses y pueda dejar de tomar precauciones serias de seguridad. Fíjate en que dice "enfriada". Aunque la hiervas antes de refrigerarla, el agua helada puede ser un poco chocante. Tu bebé no podrá describirte la "congelación cerebral", pero su delicado sistema será susceptible.

Si te preocupa la hidratación, un gran barómetro que te perseguirá durante toda la infancia es el número de pañales mojados al día por el bebé. Si hay al menos seis pañales razonablemente mojados al día, tu hijo está ingiriendo suficiente líquido. Si desciende por debajo de ahí y tu bebé mantiene su ingesta regular de leche/fórmula, puedes plantearte ofrecerle agua como fuente secundaria de hidratación.

El jugo es una opción posible a partir de los 12 meses, pero la selección debe hacerse con cuidado. La mayoría de los productos de consumo de jugos tienen una tonelada de azúcar—que es lo que quieres evitar. Los que no, tienen edulcorantes químicos (por ejemplo, sacarina, jarabe de maíz de alta fructosa, sorbitol). El hecho de que no diga "azúcar" en la etiqueta—e incluso puede afirmar que no contiene azúcar—no significa que no haya otras cosas perjudiciales mezcladas para agradar a las papilas gustativas de los consumidores medios. Si optas por el zumo (jugo), limítate al jugo de naranja fresco o a los zumos de verduras que tú mismo preparas cociendo verduras frescas y haciéndolas puré. Diluye cualquier nueva introducción al principio. Si haces una tontería, como darle zumo de col, el malestar gástrico puede provocar horas de gritos y llantos.

Si tu bebé tiene fiebre, lo mejor es volver a un régimen estricto y un tanto aburrido de leche materna o de fórmula. Puede que necesiten hacer tomas más frecuentes y esperar que el bebé tome menos volumen cada vez. Cuando esté enfermo, el bebé estará mucho mejor con una alimentación probada que con lo que acabarán siendo líquidos menos nutritivos.

***

La alimentación es una de las necesidades básicas que merece un tratamiento más profundo. Seguir consejos que te ayuden a mantener las cosas sencillas, estériles y progresivas es sin duda lo mejor para el bebé y probablemente también para ti. La necesidad de variedad no está sobrevalorada, pues enseñará a tu bebé a no ser demasiado quisquilloso con lo que se le pone en el plato.

Con la nutrición ya en el bolsillo, el sueño es otro gran tema del que debes preocuparte por la salud del bebé y la tuya propia. Aunque ya hemos tratado algunas partes importantes del tema, el capítulo siguiente aborda los puntos más delicados del régimen de sueño de tu bebé, para que las horas nocturnas transcurran sin sobresaltos.

Trucos para Papás del Capítulo 3

Truco #1 de la alimentación: Seguir un horario puede reducir el estrés. Establecer un horario y cumplirlo puede eliminar muchas de las especulaciones sobre la alimentación, ayudando a aliviar el estrés que puede estar perjudicándote tanto a ti como a tu pareja. Utiliza un cronómetro entre comidas para acordarte, aunque debes procurar que el timbre no sea demasiado brusco. Nadie quiere oír una sirena a todo volumen cada 2 o 3 horas..

Truco #2 de la alimentación: Está bien dar el biberón de vez en cuando. Aunque la alimentación con biberón conlleva algunos riesgos, como la posibilidad de atragantamiento, infecciones de oído y caries, está bien dar el biberón de vez en cuando. Alimentar con biberón puede dar un respiro a los pezones de tu pareja y seguir aportando al bebé los nutrientes que necesita. Solo tienes que asegurarte de que el biberón esté limpio, ¡y de que el bebé nunca lo tenga en su cama!

Truco #3 de la alimentación: Nada de agua durante los primeros 6 meses. Parece contradictorio, pero tu bebé no debe beber agua durante sus primeros seis meses de vida. Los bebés obtienen todos los nutrientes y la hidratación que necesitan de la leche materna y de la leche de fórmula; darles agua puede hacer que tengan menos sed de leche, lo que puede frenar su crecimiento. Incluso en los días calurosos (en los que, de todos modos, deberías mantener a tu bebé dentro de casa) la leche es lo único que necesitan.

Truco #4 de la alimentación: Habrá alimentos que tu bebé aborrezca. Una vez que tu bebé empiece a comer sólidos, habrá que enfrentarse a un hecho desafortunado: simplemente le disgustarán ciertos tipos de comida. Prueba una variedad de alimentos para bebés, y ve si puedes conseguir un par en rotación que le gusten. Aunque más adelante querrás enseñarles la importancia de probar nuevos alimentos, lo más esencial durante el primer año es proporcionarles los nutrientes que necesitan.

Truco #5 de la alimentación: Ten cuidado con los riesgos de asfixia. Te sorprendería saber lo que puede suponer un peligro de asfixia para tu bebé, y deberás mantener los ojos (y las zanahorias) bien 'pelados' cuando se trata de posibles peligros de asfixia. Incluso cosas como granos de elote, tomates cherry y pedacitos de verdura pueden provocar que tu bebé se atragante. Recuerda: los trozos de comida de más de media pulgada (de ancho o de largo) pueden provocar que tu bebé se ahogue.

Capítulo 4

Cómo ayudar a dormir a tu bebé

Dormir; los bebés lo necesitan y los padres desearían poder hacerlo. Desafortunadamente, es probable que solo uno de los dos tenga un descanso adecuado, ya que los estudios han demostrado que los padres primerizos solo duermen entre 5 y 6 horas por noche. Pero para su bebé, perder horas de sueño no solo significa estar un poco irritable y necesitar una taza extra de café pequeñito. El sueño es la base de la salud de un bebé; sin un descanso adecuado, los bebés pueden sufrir problemas más adelante en su vida, tales como:

- Disminución del desarrollo cerebral
- Problemas de aprendizaje y cognitivos
- Emociones negativas frecuentes
- Problemas con el crecimiento
- Enfermedades más frecuentes

Se calcula que un bebé se despertará cada dos o tres horas para alimentarse, lo que significa que tu horario de sueño será algo errático en los primeros meses de paternidad. Comprender la naturaleza exacta de estos patrones de sueño y cómo cambian a medida que el bebé crece puede ayudarte a superar estos retos nocturnos (por no mencionar que te ayudará a mantener la cordura durante el estrés que puede provocar la falta de sueño, ¡incluido el no poder darte un atracón en Netflix! o ver mis vídeos favoritos de perros y gatos en las redes sociales). A mí me costó mucho durante los primeros meses con nuestra primera hija, pero con el tiempo aprendí formas eficaces de ayudar a nuestro bebé a obtener el descanso esencial que necesitaba. Al principio puede parecer un reto insuperable, pero, afortunadamente, hay una serie de técnicas que puedes utilizar para facilitar este proceso. Empezaremos examinando el tipo de patrones de sueño que tendrá tu bebé durante esos primeros doce meses.

Entendiendo los patrones de sueño infantil

La forma de dormir de tu bebé cambiará drásticamente a lo largo de sus primeros doce meses de vida; podemos separar este tiempo en tres etapas distintas.

Fase 1: 0-3 meses

Desde esa primera noche en el hospital hasta los primeros meses en casa, un bebé en sus tres primeros meses de vida dormirá la mayor parte del día. Desafortunadamente, este sueño está repleto de patrones irregulares, y por mucho que a los padres les guste dormir un poco, los bebés no siempre estarán cansados por la noche. En cualquier período de 24 horas, un bebé de menos de tres meses dormirá entre 14 y 17 horas. Al despertarse cada dos o tres horas para alimentarse, no es raro que se despierte poco después de haberse dormido. Los bebés duermen siestas frecuentes a lo largo del día, seguidas de un sueño nocturno más prolongado (¡si tienes suerte!) El bebé también se moverá mientras duerme, haciendo pequeños ruidos e incluso retorciéndose. Su respiración puede volverse irregular; afortunadamente, esto es completamente normal, y no hay razón para reaccionar a menos que el bebé se despierte.

Para resumir los patrones de sueño en los tres primeros meses:

- Tu bebé dormirá entre 14 y 17 horas en un periodo de 24 horas.
- El bebé se despertará cada dos o tres horas para alimentarse.
- Los bebés en esta etapa no tienen patrones regulares de sueño, así que prepárate para que haga varias siestas a lo largo del día.
- Los bebés suelen estar en una fase de reposo llamada "sueño activo". Se moverán, se retorcerán, harán pequeños ruidos como gruñidos e incluso se despertarán brevemente antes de volver a una etapa de sueño más tranquilo.

Fase 2: 3-6 meses

Después de los tres primeros meses, la cantidad de sueño que necesita un bebé se reducirá ligeramente. En un periodo de 24 horas, el lactante promedio descansará entre 12 y 16 horas, lo que incluye siestas periódicas a lo largo del día. Seguirá necesitando que le den de comer a menudo y se despertará cada pocas horas para saciar su hambre. Afortunadamente, su ciclo de sueño empezará a ser un poco más regular. Pasarán menos tiempo en sueño activo (en el que se agitan, se mueven o gruñen) y más tiempo en el reposo tranquilo que asociamos con el sueño profundo. También (afortunadamente) dormirán más tiempo por la noche, permaneciendo despiertos más tiempo durante el día.

Para resumir los patrones de sueño entre los meses tres y seis:

- Tu bebé dormirá entre 12 y 16 horas en un periodo de 24 horas.
- El bebé seguirá despertándose cada pocas horas para alimentarse.

- Los bebés tienen un patrón de sueño más regulado durante estos meses, permaneciendo despiertos durante el día y durmiendo más por la noche.
- Pasará más tiempo en un sueño tranquilo que activo, por lo que tu bebé se moverá y se retorcerá mucho menos que durante los tres primeros meses.

Fase 3: 6 a 12 meses

Durante los meses 6 al 12, tu bebé mantendrá ese patrón de sueño de 12 a 16 horas al día. Seguirá durmiendo siestas durante el día, aunque éstas disminuirán en frecuencia. En cambio, tu bebé dormirá siestas más largas, marcadas por una menor actividad y un sueño más tranquilo. El horario de sueño del bebé se normaliza mucho más durante este periodo, y aunque seguirá despertándose por la noche para alimentarse, lo hará más a menudo durante el día. En general, sufrirás muchas menos alteraciones del sueño por tu parte, y el sueño será más constante y fiable.

Para resumir los patrones de sueño entre los meses seis y doce:

- Tu bebe seguirá durmiendo entre 12 y 16 horas en un periodo de 24 horas.
- El bebé seguirá durmiendo la siesta durante el día, aunque con mucha menos frecuencia.
- Tu bebé tendrá un sueño mucho más tranquilo que el sueño activo que le hace retorcerse y moverse.
- Tu bebé dormirá de forma más constante por la noche, aunque seguirá necesitando despertarse de vez en cuando para alimentarse.

¿Cómo puedo estar seguro de que mi bebé tiene un sueño saludable?

Al igual que para los adultos, el sueño es esencial para mantener la buena salud de tu bebé. Entender qué constituye un patrón de sueño saludable e identificar las señales de un descanso insuficiente puede ayudar a garantizar que el desarrollo de tu bebé no se vea perjudicado durante estos cruciales primeros meses. En primer lugar, querrás entender qué ocurre cuando tu bebé necesita más descanso.

Señales de que tu bebé está cansado:

• Tiene problemas para calmarse	• Aprieta los puños
• Bosteza con frecuencia	• Se sacude o se mueve con inquietud
• Se frota los ojos	• Permanece quieto y despierto durante largos periodos de tiempo
• Llora, se queja o hace muecas visibles	• No le interesa jugar

Consejos para un sueño saludable:

- *Luz solar natural:* Los humanos estamos naturalmente en sintonía con la luz solar, y los estudios han demostrado que nuestros relojes circadianos responden principalmente a la presencia de luz y oscuridad. Cuando tu bebé se despierte por la mañana, asegúrate de abrir las persianas y exponerlo a tanta luz solar natural como sea posible. Del mismo modo,

asegúrate de que la habitación en la que duerme esté lo más oscura posible
- *Mecer al bebé:* a un bebé inquieto puede costarle dormirse, sobre todo si ha tenido un día especialmente estimulante. Puedes ayudar a tu bebé a conciliar el sueño tranquilizándole con un suave balanceo. Otras técnicas que pueden hacer que tu bebé se duerma un poco más son darle de comer por la noche, cantarle suavemente, hacerle callar cuando se inquiete o darle palmaditas cuando empiece a dormirse.
- *Establece una rutina tranquilizadora:* Puesto que estamos intentando establecer un ritmo, estructurar la hora de acostarse en torno a una rutina puede ayudar a tu bebé a saber subconscientemente cuándo es hora de irse a dormir. Crea un ritual nocturno tranquilizador con actividades como la hora del baño, leerle un cuento, masajearle suavemente o mecerle/dormirle, como hemos mencionado antes. Mantén esta rutina constante y, en poco tiempo, tu bebé empezará a cansarse incluso antes de que la rutina haya terminado.

Ayudar a tu bebé a dormir la siesta puede lograrse con técnicas similares, aunque las rutinas deben ser mucho más breves. Por ejemplo, un cuento corto o un pequeño tentempié antes de la siesta pueden ayudar a tu bebé a dormir más tranquilo, así como ponerle en el mismo sitio (es decir, en su cuna) cuando le llegue la hora de descansar.

Problemas comunes del sueño y cómo resolverlos

Al igual que las personas de cualquier otra edad, es frecuente que los bebés tengan problemas para dormir de vez en cuando. Durante la infancia se producen distintos problemas en distintos momentos, y puede resultar frustrante no saber cómo identificar o tratar un problema concreto. Para averiguarlo, volvamos a las etapas de la primera parte de este capítulo y hablemos de algunos de los problemas de sueño a los que te enfrentarás. Luego te mostraré la mejor forma de abordarlos para que tu bebé (y tú) puedan dormir lo que necesitan.

Problemas de sueño en la Etapa 1: 0-3 meses

Problema: Resistencia a dormir boca arriba

La forma más segura de dormir para un bebé es boca arriba, pero muchos bebés se resistirán a esta postura en un esfuerzo por estar cómodos. Lo más probable es que tu bebé prefiera dormir boca abajo, pero los estudios han relacionado esta posición para dormir con mayores casos de síndrome de muerte súbita del lactante o SMSL.

Cómo solucionar este problema: Para ser lo más precavido posible, el primer paso que debes dar es hablar con tu pediatra. Es posible que tu bebé tenga algún problema físico que le impida dormir cómodamente boca arriba; si es así, debe tratarse lo antes posible. Esto puede parecer preocupante, pero es solo por precaución. Lo más probable es que tu bebé no se sienta seguro durmiendo boca arriba. Si el médico te da el visto bueno, puedes animarle a dormir boca arriba envolviéndole en una manta y dándole un chupón. Estos y otros elementos reconfortantes, como leerle a la hora de acostarse o darle de comer antes de dormir, pueden hacer que tu bebé se sienta seguro durmiendo boca arriba.

Problema: Dificultad para establecer un ritmo circadiano

Es frecuente que los bebés mezclen la noche y el día cuando nacen, durmiendo mientras sale el sol pero volviéndose activos al anochecer. Aunque sea fácil pensar: "bueno, ¡hey, cualquier sueño es un buen sueño!". desafortunadamente, esto puede hacer mucho más difícil establecer un ritmo saludable más adelante. Y no solo eso, sino que la mayoría de los padres duermen durante la noche, por lo que estar despierto toda la noche y todo el día con tu bebé puede pasar factura a tu salud física y mental.

Cómo solucionar este problema: Aunque lo más probable es que tu bebé supere este patrón de dormir todo el día y estar de fiesta toda la noche, hay formas de corregir este ritmo pronto. Asegúrate de que tu bebé asocie la luz solar con estar despierto. Esto puede hacerse introduciendo luz natural en su habitación por la mañana o trasladándolo a una habitación iluminada por el sol poco después de despertarse. También debes reducir la exposición de tu bebé a la luz azul durante el día. Por ejemplo, si ves la televisión con tu bebé en la habitación, asegúrate de apagarla antes de que se oscurezca.

Problema: Inquietud tras la alimentación nocturna

Tu bebé se despertará con frecuencia durante los tres primeros meses para alimentarse, llenándose la barriga una, dos e incluso tres veces por noche para obtener los nutrientes que necesita. Para algunos bebés, esta estimulación puede provocarles dificultades cuando intentan volver a acostarse. Este problema solo se agrava a medida que avanza la noche, ya que un bebé que acaba de dormirse y vuelve a despertarse rápidamente para comer estará sin duda más inquieto.

Cómo solucionar este problema: Cada bebé es único, y puede que tu hijo(a) se alimente con demasiada frecuencia por la noche. La sobrealimentación puede provocar a menudo insomnio, y si el tiempo entre estas tomas es más corto por estar despierto, tu bebé no descansará lo que necesita. La solución es darle de comer con menos frecuencia, pero es conveniente que visites a tu pediatra para hablar de ello antes de cambiar su horario de alimentación. Si lo aprueba, probablemente aumentará sus tomas diurnas y alargará el tiempo entre las tomas nocturnas para que pueda descansar adecuadamente.

Problemas de sueño en la Etapa 2: 3-6 meses

Problema: Regresión del sueño

Es posible que durante los primeros meses el sueño de tu bebé parezca progresar y mejorar, solo para que se produzca un descenso repentino hacia los 3-4 meses. Esto se llama regresión del sueño, y puede ocurrir cada pocos meses. Durante la regresión del sueño, las horas a las que tu bebé solía cansarse cambian drásticamente, y estará mucho más despierto o activo a horas intempestivas. Incluso puede parecer que tu bebé se resiste a dormir y se despierta más a menudo cuando se queda dormido.

Cómo solucionar este problema: Aunque pueda parecer contrario a la intuición, mantener la misma rutina a la que tu bebé se resiste suele ser la mejor forma de superar la regresión al sueño. Sea cual sea tu ritual nocturno habitual, ya sea la toma antes de acostarse, el baño nocturno, la hora del cuento o las canciones de cuna tranquilas, debes mantenerlo. También puedes complementar el tiempo que tu bebé pierde durante los episodios de regresión nocturna aumentando el número de siestas que tiene durante el día. Recuerda que la regresión al sueño es un fenómeno temporal. Esfuérzate, y tu bebé volverá a su horario habitual de sueño en unos días o semanas.

Problema: Cambios en el horario de la siesta

Los bebés dormirán progresivamente menos siestas a lo largo de su primer año de vida, y esto suele traducirse en tramos más largos de sueño durante la noche. Por otra parte, si tu bebé duerme menos pero muestra señales de que está cansado o le cuesta dormir por la noche, puede que necesite dormir más siestas para obtener el sueño que necesita.

Cómo solucionar este problema: Puedes estimular a tu bebé para que duerma la siesta siguiendo una rutina similar a la que utilizas por la noche. Aunque imite tu rutina de acostarse, esta rutina de siesta será mucho más corta, pero seguirá siendo eficaz para que tu bebé sepa que es hora de descansar. Un buen ejemplo sería tener un poco de tiempo para contar cuentos antes de dormir y leer un cuento corto antes de la siesta. Con el tiempo, esta irregularidad debería corregirse por sí sola, pero mientras tanto, es importante que tu bebé duerma la siesta todo lo que necesite.

Problemas de sueño en la Etapa 3: 6-12 meses

Problema: No pueden volver a dormirse por sí solos

Al igual que los adultos, los bebés pueden despertarse durante la noche sin motivo alguno. En esta etapa, suelen volver a dormirse solos, y aprender a hacerlo es un hábito necesario que deben desarrollar a medida que crecen. Por otra parte, si un bebé de entre seis y doce meses necesita que le den de comer o que le acunen para que se duerma cada vez que se despierta, eso puede indicar que tiene un problema con sus patrones de sueño.

Cómo solucionar este problema: Si tu bebé tiene problemas para conciliar el sueño de forma independiente, tal vez quieras hacer un poco de entrenamiento del sueño. Esto significa establecer una buena rutina para acostarse y observar qué comportamientos suelen animar a tu bebé a dormirse rápidamente. Conviene que coloques a tu bebé en el lugar donde suele dormir, dándole una forma de tranquilizarse por sí mismo en caso de que se despierte. Un chupón es un buen ejemplo; si tu bebé se despierta, utilizará el chupón para calmarse en vez de depender de ti para tranquilizarse.

Problema: El dolor de la salida de los dientes altera el sueño

A la mayoría de los bebés les saldrá su primer diente alrededor de los seis meses, y el dolor de la dentición persistirá mientras el resto de sus dientes empiezan a crecer. Verás los síntomas de este dolor a lo largo del día, siendo los indicadores más comunes el mordisqueo, las quejas, el babeo y la irritabilidad general. El dolor de la dentición puede prolongarse hasta la noche, despertando a tu bebé con frecuencia e interrumpiendo su sueño.

Cómo solucionar este problema: Te resultará tentador cargar a tu bebé durante estos episodios de dolor de la dentición, pero debes hacer todo lo posible por dejarle tranquilo. Demasiada atención hará que se centre en el dolor de la dentición al asociarlo con recibir atención. En su lugar, dale un anillo de dentición y dale unas palmaditas suaves antes de dejar la habitación. Habla con tu pediatra sobre medicamentos como la aspirina infantil si el problema persiste.

Consejos para un sueño seguro

Además de garantizar que su sueño sea lo más reparador posible, querrás asegurarte de que tu bebé esté seguro tanto durante la noche como durante la siesta. Hay algunas pautas que puedes seguir para asegurarte de que su ambiente de sueño sea lo más seguro posible, junto con algunos comportamientos que puedes adoptar para reducir el riesgo de lesiones.

- Asegúrate de que tu bebé duerma siempre boca arriba. Es conveniente que vigiles a tu bebé mientras duerme hasta que adquiera este hábito, ya que muchos bebés intentan dormir boca abajo de forma natural.
- Mantén la habitación con un nivel adecuado de oscuridad y dentro del rango óptimo de temperatura. Esto suele ser entre

68 y 72 grados Fahrenheit, aunque algunos bebés pueden preferir una temperatura más fresca.

- Utiliza un moisés o cuna que cumpla todas las directrices de seguridad, y asegúrate de que se ha montado correctamente. Si es posible, compra la cuna nueva; así no tendrás que preocuparte de si tiene alguna pieza desgastada o en mal estado.
- Viste a tu bebé con un mameluco a la medida y asegúrate de que su cuna está libre de almohadas, juguetes y mantas antes de que duerma.
- Busquen un colchón firme y plano para su cuna, con una sábana bien ajustada, y mantén la cuna en la misma habitación donde duerman ustedes durante los primeros seis meses.
- Evita compartir la cama con tu bebé. El lugar más seguro para que duerma tu hijo es su cuna, y compartir la cama puede aumentar el riesgo de lesiones o incluso de muerte. Si compartes la cama, asegúrate de que tu cama reúne las mismas condiciones que la cuna de tu bebé. Eso significa un colchón firme, sábana a medida y ninguna manta, almohada o juguete que pueda asfixiar al bebé.

Desde el sueño hasta el capricho: Hablemos de las emociones de tu bebé

Ahora que hemos cubierto las distintas etapas del sueño por las que pasará tu bebé durante el primer año y sus problemas asociados, pasemos a la capacidad de tu bebé para regular sus emociones. El aprendizaje del autocontrol y el desarrollo de la inteligencia emocional son pilares importantes en el crecimiento de tu bebé, y empezar pronto siempre es mejor. En el próximo capítulo, hablaremos de qué es la autorregulación, por qué es importante y cómo puedes ayudar a tu bebé a desarrollarla en sus primeros doce meses de vida.

Trucos para Papás del Capítulo 4

Truco #1 para el sueño: Establece una rutina para la hora de acostarse. Tanto si lees cuentos a tus hijos como si los bañas o les cantas canciones de cuna, crea una actividad que indique al cerebro de tu hijo que ya casi es hora de dormir.

Truco #2 para el sueño: Utiliza el poder de la luz natural del sol. Exponer a tu hijo a la luz solar a primera hora de la mañana le ayudará a desarrollar antes sus ritmos circadianos, lo que le proporcionará mejores patrones de sueño en las primeras etapas de su desarrollo.

Truco #3 para el sueño: Vigila las señales de la falta de sueño. Si tu bebé bosteza constantemente, agita los párpados, pierde interés por actividades que normalmente le estimulan, aprieta los puños o llora con más frecuencia, es posible que esté falto de sueño. Identifica pronto estas señales para corregir el problema y conseguir que recupere un patrón de sueño saludable.

Truco #4 para el sueño: Asegúrate de que tu bebé duerma boca arriba. Una de las formas más fáciles de garantizar la seguridad de tu hijo mientras duerme es asegurarte de que duerme boca arriba. Vigila de cerca a tu bebé mientras duerme, y dale la vuelta siempre que empiece a ponerse boca abajo. Los bebés prefieren dormir boca abajo, pero mediante un entrenamiento constante para dormir, aprenderán a asociar la posición boca arriba con la hora de acostarse.

Truco #5 para el sueño: Encuentra un objeto reconfortante. Un objeto de confort seguro a la hora de dormir puede ayudar a tu bebé a aprender a dormirse de forma independiente y reducir la cantidad de veces que necesiten atenderlo por la noche. No debe ser un juguete ni una manta, ya que podrían provocar la asfixia del bebé. En su lugar, utiliza un objeto como un chupón diseñado para introducirse en la boca del bebé sin hacerle daño.

Capítulo 5

Cómo enseñar a tu bebé a desarrollar la autorregulación

A todos nos ha pasado alguna vez: estás comiendo en un restaurante, sentado en un partido deportivo local o paseando por el centro comercial y, hagas lo que hagas, tu bebé no para de llorar. Quizá esté enfadado porque el restaurante no tiene una buena selección de vinos, quizá haya hecho una gran apuesta en el juego y su equipo esté perdiendo, o quizá el Santa Claus del centro comercial de ese año sea un poco raro y huela a pan viejo. Sea cual sea el motivo, puede ser frustrante que tu bebé no se calme. La causa de su angustia es sencilla: aún no han desarrollado la capacidad de autorregular sus emociones.

En realidad, es muy razonable que un bebé tenga dificultades con la autorregulación, o capacidad de controlar sus emociones en lugar de actuar por impulso. Pero cuanto antes aprenda tu bebé esta habilidad, mejor; desarrollar la autorregulación pronto puede ayudar a tu bebé más adelante de varias maneras, por ejemplo:

- *Con el aprendizaje en la escuela:* Un niño que grita y llora en la escuela puede ser expulsado de la clase, lo que hace que se retrase en su educación y se pierda lecciones importantes. También es más difícil asimilar información si te dominan las emociones; un niño que se comporta bien tiene más probabilidades de concentrarse y absorber todo lo que le ofrece la escuela, lo que le prepara para el éxito a medida que avanza en su carrera educativa.

- *Para hacer amigos:* Nadie quiere invitar a un mini Godzilla a su fiesta de cumpleaños, y un niño fuera de control se enfrentará a una ardua batalla para encontrar compañeros de juego que estén dispuestas a jugar con él. Socializar y hacer amigos son eventos fundamentales en la vida de un bebé, pero sin autorregulación, es poco probable que otros niños quieran jugar o conversar con tu hijo. Si aprende a esperar su turno en los juegos, a compartir sus juguetes con otros niños y a expresar sus emociones de forma sana y mesurada, tu bebé tendrá más probabilidades de establecer vínculos sólidos y crear amistades duraderas.

- *A comportarse bien socialmente:* Regular las emociones puede evitar que una persona actúe de forma socialmente inapropiada. Por ejemplo, si tu hijo grita y llora en la tienda, es probable que te sientas avergonzado e incluso que te pidan que te vayas. Un niño sin autorregulación emocional también puede participar en comportamientos que podrían dañar la propiedad o herirse a sí mismo y a los demás. Si un niño está enfadado y no sabe cómo manejarlo, puede arremeter físicamente o destruir las cosas que le rodean. Enseñar pronto a tu hijo a controlar sus emociones puede evitarle las consecuencias de este tipo de acciones.

- *Volverse independiente:* Desarrollar la autorregulación significa que tu hijo entenderá cómo evaluar con calma distintas situaciones y tomar decisiones racionales y adecuadas sobre cómo actuar. Esto significa que acudirá menos a ti en busca de orientación, lo que será increíblemente importante más adelante en su vida. Aunque un bebé es naturalmente muy dependiente de sus padres, la autorregulación emocional es el primer paso para avanzar hacia la eventual autosuficiencia que tendrá que desarrollar.

Diversas actividades y eventos pueden llevar a un bebé a un estado emocional negativo y, sin autorregulación, tendrá dificultades para calmarse y tranquilizarse. Estas actividades pueden ser casi cualquier cosa, como el hambre entre comidas, un pañal sucio, invitados desconocidos, ruidos fuertes o un ambiente nuevo y extraño. A medida que tu hijo crezca, necesitará aprender a adaptarse y ajustarse a nuevas experiencias sin ceder a sus emociones o impulsos. Esta es la base del aprendizaje de la autorregulación, y aunque tu hijo puede tardar años en desarrollar plenamente esta habilidad, querrás empezar a identificar y reforzar su capacidad para hacerlo lo antes posible.

Empecemos hablando de cómo se manifiesta la autorregulación en las distintas etapas del primer año de tu bebé y de cómo tu hijo desarrollará lentamente estas habilidades a lo largo del tiempo. Busca las distintas señales que muestran con qué emociones está lidiando tu bebé; de ese modo, podrás ajustar tus estrategias tranquilizadoras y ayudarle a volver a un estado tranquilo y feliz.

La autorregulación en los primeros 12 meses

Entonces, ¿cómo es la autorregulación en los niños? Pues varía de un mes a otro. A medida que se desarrolle el cerebro de tu bebé, aprenderá a procesar y expresar sus emociones de distintas maneras. Cada niño es único, pero si hablamos en términos generales, la autorregulación suele implicar:

- La capacidad de concentrarse en una tarea.
- La facilidad con que tu bebé puede pasar de una tarea a otra.

- La capacidad de controlar los impulsos.
- No reaccionar de forma exagerada ante emociones como la ira, la vergüenza, la excitación y la frustración.
- El comportamiento con otros niños y adultos.

En las primeras etapas de la vida de tu bebé, no será fácil discernir si se están produciendo determinados aspectos de esta autorregulación. A medida que tu bebe se vuelva más móvil y expresivo, deberías poder ver hasta qué punto ha avanzado su capacidad de autorregulación.

Señales de la autorregulación: Meses 0-3

Cuando tu bebé es un recién nacido, no es fácil cuantificar el grado de regulación emocional que se está produciendo. Dicho esto, hay algunos indicadores comunes a los que hay que prestar atención:

Señal #1: Capacidad de atención y enfoque

Durante los tres primeros meses de su vida, tu bebé mostrará su nivel de regulación emocional en gran medida por cómo se centra en los objetos de su interés. La mayoría de los bebés en esta etapa tienen un foco de atención muy "pegajoso"; esto significa que si empiezan a fijarse en algo, les resultará difícil cambiar su foco de atención a otra cosa. Si tu bebé puede enfocarse en un único objeto de interés y no tiene dificultad para cambiar a otro y concentrarse en él, probablemente significa que ya tiene un mínimo de capacidad de autorregulación.

Señal #2: Estado de alerta y patrones de sueño y vigilia

Un indicio de mala autorregulación emocional es la forma en que tu bebé afronta las partes del día dedicadas al sueño y a la vigilia. Cuanto más errático sea el horario de sueño de un bebé, más probable es que le cueste controlar sus emociones. Ahora bien, esto es totalmente comprensible en esta etapa de la infancia. Al principio, los bebés tienen patrones de sueño erráticos, y los consiguientes problemas de autorregulación son un subproducto. Sin embargo, cuanto más puedas hacer para regular sus patrones de sueño, más capaces serán de controlar sus emociones. Consulta el Capítulo 4 para saber cómo ayudar a tu bebé a dormir lo mejor posible.

Señal #3: Comportamiento regulado por reflejos y sensaciones

El comportamiento de un bebé en sus tres primeros meses de vida estará controlado principalmente por sus reflejos y por cómo responde a distintas sensaciones. Así, si tu bebé siente la sensación de hambre, es probable que empiece a llorar. Si tu bebé se siente cansado, también empezará a llorar. Básicamente, muchas sensaciones diferentes activarán su reflejo de llorar, ya que aún no posee las herramientas de autorregulación para enfrentarse a estos sentimientos.

Señales de la autorregulación: *Meses 3-6*

Durante los meses tres al seis, tu bebé desarrollará habilidades de autorregulación más fuertes, sobre todo si se le estimula para que duerma y se comporte adecuadamente. Hay algunos rasgos a tener en cuenta que pueden ayudarte a determinar su autorregulación en esta etapa.

Señal #1: Comportamientos intencionales

Uno de los signos de mayor regulación emocional que verás durante esta etapa es un comportamiento más intencionado. Tu bebé empezará a moverse no solo a su alrededor, sino hacia determinados objetos. También extenderá la mano y agarrará objetos en los que esté concentrado. Cuanto más realice estos comportamientos, más desarrollará su capacidad de autorregulación. Puedes facilitarlo dándole libertad para moverse a su antojo o acercándole los objetos en los que se concentra para que pueda agarrarlos.

Señal #2: Aumento del tiempo de estar alerta

La autorregulación de tu bebé aumentará junto con su tiempo de alerta, lo que puede manifestarse de diversas maneras:

- *Estado activo:* Esta forma de alerta implica movimientos frecuentes y cambios de enfoque, junto con pequeños sonidos audibles de tu bebé. Estos movimientos suelen seguir un ritmo determinado y se producen en pequeñas rachas. Puede que tu bebé responda simplemente a un estímulo, pero también puede ser una señal de advertencia de que pronto puede ponerse inquieto.
- *Estado tranquilo:* Otra etapa de alerta consiste en que nuestro bebé se tranquiliza, pero sigue interesándose y buscando la interacción física. Tu bebé puede tocarte la cara o las manos y centrarse en el sonido de tu voz. Hay mucho menos movimiento durante esta etapa, ya que tu bebé se centra en ver y oír. El estado de quietud es el precursor ideal de la somnolencia y el sueño, ya que simboliza que están entrando en un estado mental más tranquilo y relajado.
- *Estado de llanto:* El llanto es la respuesta instintiva del bebé a diversas emociones, sensaciones y estímulos, normalmente cuando siente algún tipo de malestar. Suele venir en forma de hambre o cansancio. Un bebé en estado de llanto se moverá de forma más agresiva, moviendo los brazos y las piernas y contorneando la cara en una expresión desagradable. Por lo general, el estado de llanto puede aliviarse tranquilizando al bebé e identificando el problema que le causa malestar.
- *Estado de somnolencia:* Antes de cada momento de sueño, tu bebé casi siempre entrará en un estado de menor alerta, el

estado de somnolencia. Durante este tiempo, tu bebé se moverá muy poco, pero seguirá haciendo ciertas expresiones faciales, como sonreír o fruncir el ceño. Le costará mantener la atención en casi todo, con los ojos vidriosos y los párpados caídos. Si ves que tu bebé entra en este estado, lo mejor es que lo lleves a la zona designada para dormir, para que pueda descansar.

Señal #3: Patrones de sueño más regulados

Los momentos en que tu bebé no está alerta, ya sea cuando duerme por la noche o durante la siesta, se vuelven mucho más regulados al entrar en los meses tres a seis. Si siguen siendo caóticos, eso casi siempre reducirá la capacidad de tu bebé para autorregular sus emociones. Si a tu bebé le cuesta establecer un sólido ritmo circadiano o patrón de sueño, querrás tomar medidas para corregirlo lo antes posible. De nuevo, consulta el capítulo 4 para obtener consejos sobre cómo ayudar a tu bebé a dormir adecuadamente.

Señales de la autorregulación: *Meses 6-12*

Durante los últimos seis meses del primer año de tu bebé, su capacidad de autorregulación aumentará exponencialmente. Esto se manifestará en su capacidad para mantener la atención, en sus gestos y en cómo percibe los patrones.

Señal #1: Ajuste flexible de la atención

En este punto, un buen indicador de la capacidad de autorregulación de tu bebé es si puede desplazar su atención. Si un bebé es flexible a la hora de desplazar su atención de diferentes personas y objetos a nuevas áreas de interés, significa que está manteniendo sus emociones bajo control. Es posible que tu bebé no pueda hacer esto todos los días, y esta habilidad no se consolidará plenamente hasta pasados unos años. Pero la capacidad de centrarse en un objeto durante unos segundos y luego cambiar a otro es una señal excelente para su desarrollo emocional.

Señal #2: Reconocimiento de patrones

Alrededor de esta etapa, tu bebé empezará a reconocer patrones sencillos y repetitivos. Casi siempre son muy sencillos, como rayas de colores, ciertos números, imágenes básicas y formas. Jugar con juguetes como bloques y colocarlos en un patrón reconocible es una buena forma de desarrollar esta habilidad de reconocimiento de patrones. Reconocer patrones también puede aumentar la capacidad de razonamiento de tu bebé, lo que le permitirá regular mejor sus emociones más adelante.

Señal #3: Movimiento y gestos

El desarrollo de ciertos sistemas de regulación también tendrá lugar durante esta etapa, en la que tu bebé se moverá y actuará de forma que reaccione con calma ante distintas sensaciones. Por ejemplo, si tu bebé se siente sobre estimulado y ha aprendido a reconocer cuándo ocurre, apartará la cabeza de ti (o de la fuente de estimulación). Al mismo tiempo, los bebés pueden empezar a chuparse el dedo en respuesta a algunos eventos estresantes. Esto demuestra que reconocen cuando algo les agobia y se están auto calmando para regular sus emociones.

Consejos para mejorar la autorregulación de tu bebé

Dos formas básicas de mejorar la autorregulación de tu bebé son enseñarle autocontrol y aumentar su confianza en sí mismo. He aquí un par de consejos que puedes utilizar para ello.

Consejos para aumentar el autocontrol

- *Predica con el ejemplo:* Aunque esto será más útil más adelante, una vez que tu bebé pueda reconocer patrones de comportamiento, querrás predicar con el ejemplo en lo que se refiere al autocontrol. No pierdas la calma delante del bebé y controla tu propio enojo cuando las situaciones se vuelvan frustrantes.
- *Enséñales a actuar en público:* Los bebés lloran en público; es un hecho inevitable de la vida. Tanto si ocurre en un restaurante como en el supermercado, el cine, la iglesia o cualquier otro lugar, asegúrate de no reaccionar de forma exagerada. Tranquiliza a tu bebé, pues esto le enseñará que no es lugar para perder el control de sus emociones. También puedes llevarlo fuera para alejarlo de los estímulos negativos que puedan estar provocando su reacción emocional.
- *Establece una rutina:* Es más probable que los bebés aprendan a autocontrolarse si encuentran consuelo en una rutina regular. Las comidas, los baños, la hora de acostarse y la siesta, todos estos eventos diarios regulares deben seguir una trayectoria similar todos los días; por ejemplo, tu rutina a la hora de acostarse. Si das de comer a tu bebé, le lees un cuento y luego lo arropas, asegúrate de hacer esta secuencia de eventos de la misma manera, todas las noches.

Consejos para aumentar la confianza en sí mismo

- *Reconforta a tu bebé:* Tu bebé se sentirá mucho más confiado si puede sentirse seguro en un ambiente tranquilo y reconfortante. En los bebés, el autocontrol depende sobre todo de cómo se calman; cuando tu bebé está molesto, necesita aprender a calmarse por sí mismo en caso de que no estés cerca. Su ambiente para dormir es un excelente ejemplo de ello. Tener una habitación lo bastante oscura para dormir, pero con fuentes de luz suaves, así como una cuna cómoda, puede ayudar al bebé a calmarse cuando se despierta por la noche.

- *Responde a las necesidades de tu bebé:* Tu bebé te indicará cuándo está teniendo dificultades con determinados estímulos o emociones, y tú querrás reconocer estas señales y responder en consecuencia. Si tu bebé llora, te hace una expresión facial determinada o gesticula de una manera particular, observa qué ha provocado esa reacción y ajusta tu comportamiento en consecuencia.
- *Utiliza refuerzos positivos:* El refuerzo positivo es una forma estupenda de ayudar a tu bebé a discernir qué acciones son apropiadas y cuáles no, lo que puede aumentar su confianza en sí mismo. Este refuerzo positivo puede adoptar muchas formas, entre ellas

• Un *'choca esos cinco'* suave	• Sonreírle
• Aplaudir	• Levantar el pulgar
• Animar	• Darle su juguete favorito
• Decirle que es un chico o chica genial (o un cumplido un poco menos ridículo)	• Darle una palmadita en la espalda

Cualquiera de estas acciones funciona como una modificación eficaz del comportamiento y sirve para estimular comportamientos prosociales. Estos comportamientos incluyen seguir instrucciones, comer sin alboroto, compartir sus juguetes con los compañeros de juego y abstenerse de hacerse daño a sí mismos, a la propiedad o a los demás.

Cómo hacer que tu bebé se sienta a gusto: sintoniza con su temperamento

Una de las mejores formas de determinar cómo maneja tu bebé sus emociones es familiarizarte con su temperamento. El temperamento es la forma en que las personas de cualquier edad afrontan el mundo que les rodea; esto significa superar retos, afrontar sentimientos y actuar según los impulsos o ignorarlos.

Hay tres componentes principales en el temperamento de tu bebé:

1. *Estado de ánimo*

Aunque puede ser fácil determinar el estado de ánimo de un adulto debido a su capacidad para vocalizar sus sentimientos, puede ser mucho más difícil evaluar con precisión cómo se siente un bebé. Intenta observar las expresiones faciales, los movimientos y los ruidos de tu bebé durante diversas actividades. Un bebé disgustado suele torcer la cara como si hubiera comido algo agrio, cerrar los puños y llorar para hacerte saber que está disgustado. Estos son rasgos más generales, ya que cada bebé es único; identifica las señales de buen y mal humor de tu bebé, y luego busca formas de consolarle y levantarle el ánimo.

2. *Adaptabilidad*

Otro componente fundamental del temperamento de tu bebé es su capacidad para adaptarse a situaciones nuevas. Conoce los puntos fuertes de tu bebé, aquello en lo que destaca y las actividades en las que suele tener dificultades. Quizá tu bebé sea muy bueno durmiendo en un lugar desconocido, como si te lo llevas de vacaciones, pero menos hábil probando alimentos nuevos. Aprender su personalidad y qué obstáculos se le dan mejor puede ser increíblemente útil. Deberás poner a tu bebé en situaciones en las que se sienta más cómodo los días en que esté de mal humor, y luego intentar desafiarle y sacarle de sus casillas los días en que esté de buen humor. Enseñar a tu bebé a adaptarse y a ser flexible le será muy útil más adelante en su vida, aunque es una habilidad que suele tardar varios años en interiorizarse.

3. *Intensidad*

Tan importante como qué situaciones provocan una reacción en tu hijo es con qué intensidad reacciona. Cuando a tu hijo se le presenta una situación o sensación que no le gusta, ¿hace una mueca o estalla en fuertes sollozos? Si a tu hijo no le gusta una persona o un objeto, ¿se aparta o arremete físicamente? La intensidad de las reacciones de tu hijo es una señal muy reveladora de su temperamento; si reacciona de forma exagerada ante situaciones cotidianas, es una buena señal de que necesitará cierta capacitación conductual para mejorar su autorregulación.

La autorregulación es importante, pero solo una parte de la ecuación

Empezar pronto es clave para ayudar a tu bebé a desarrollar la autorregulación, el autocontrol y la confianza en sí mismo, pero estas son solo algunas de las piezas del rompecabezas que forman su mente. El estado mental y el bienestar emocional de tu bebé son un complicado tapiz que necesitarás evaluar y ayudar a lo largo de su primer año de vida. En nuestro próximo capítulo, veremos cómo puedes reforzar su salud emocional y mental y las mejores formas de establecer un vínculo afectivo adecuado con tu bebé.

Trucos para Papás del Capítulo 5

Truco #1 de autorregulación: Proporciona a tu bebé diferentes actividades sensoriales. Será mucho más fácil reconocer el estado emocional y el nivel de autorregulación de tu bebé si puede expresarse. Proporcionándole diversas actividades sensoriales, puedes ampliar las áreas de su cerebro que les permiten hacer expresiones faciales y, con el tiempo, vocalizar sus pensamientos. Un gimnasio de juegos es una gran herramienta que proporciona a los bebés varios juguetes con los que jugar para fortalecer su coordinación mano-ojo y los músculos que rodean los ojos. Otra buena actividad sensorial es leerles, que estimula el centro del lenguaje en su cerebro.

Truco #2 de autorregulación: Lleva un registro del comportamiento de tu hijo en un diario. Observa atentamente a tu bebé mientras participa en diversas actividades y ve cómo reacciona ante determinados estímulos. ¿Se frustra fácilmente? ¿Juega bien con los demás y comparte sus juguetes? ¿Tiende tu bebé a centrarse en un determinado objeto de interés, y con qué facilidad puede ajustar su enfoque? Toma nota de las reacciones de tu bebé y ve cómo cambian con el tiempo. Con suerte, tu bebé empezará a mostrar signos de que está desarrollando sus habilidades de autorregulación; si no es así, eso puede indicar que debes realizar una capacitación conductual más centrada.

Truco #3 de autorregulación: No tengas miedo de intervenir. Es fácil preocuparse de que, al intervenir cuando tu bebé está molesto, puedas empeorar aún más su estado de ánimo. Pero lo mejor que puedes hacer cuando tu bebé reacciona con fuerza a una sensación o emoción es implicarte activamente con él e intentar mejorar su estado de ánimo. Calma a tu bebé cuando llore, o dale un juguete u objeto que le reconforte. Si está en un entorno sobre estimulante, como el cine, llévalo fuera hasta que se haya calmado.

Truco #4 de autorregulación: Organiza citas de juego para tu bebé. Una de las ventajas más significativas de una autorregulación adecuada es el comportamiento en situaciones sociales. Si no aprende a autocontrolarse, tu bebé podría crecer como una persona que no trata bien a los demás y, por tanto, pierde la oportunidad de socializar adecuadamente con sus compañeros. Organiza citas de juego para tu bebé a una edad temprana, y observa cómo interactúa con los demás. Asegúrate de utilizar refuerzos positivos cuando tu bebé sea amable y cariñoso con otros niños; al mismo tiempo, hazle saber cuándo su comportamiento es inadecuado. Con el tiempo, tu bebé aprenderá la forma correcta de actuar en situaciones sociales, lo que le preparará para hacer amigos y contactos significativos a medida que crezca.

Truco #5 de autorregulación: Mantén cerca su artículo de confort. Puede parecer una muletilla, pero no siempre es posible calmar a tu hijo solo con besos y palmaditas en la espalda. Llegados a este punto, es probable que hayas identificado un objeto de confort con el que tu bebé tiene especial fijación. Puede ser un chupón, un juguete, un peluche o cualquier otro objeto que le reconforte. Asegúrate de llevar este objeto en la maleta para cualquier viaje que hagan, aunque solo sea a la tienda o al parque. Dejar a tu bebé en un estado emocional de llanto o agitación no es bueno para él. Querrás tener a tu disposición todas las herramientas que te ayuden a calmar sus emociones rápidamente.

Capítulo 6

Cómo ayudar a tu bebé a desarrollar su salud mental y emocional

Cuidar de la salud mental y emocional de tu bebé puede parecer a veces una tarea imposible, sobre todo porque tu bebé aún no puede vocalizar sus sentimientos. Tomarse un día de autocuidado o ayudar a un ser querido puede ser tan sencillo como darse un baño calmante con una copa de vino o llevar a tu pareja a unas vacaciones románticas. Aunque todos desearíamos poder darle a nuestro hijo un vaso de leche de fórmula caliente o un viaje a las Bahamas para que se recargue, lo cierto es que tu bebé necesitará una cuidadosa orientación para desarrollar sus facultades mentales. He aquí algunos consejos para ayudar a desarrollar la salud mental de tu bebé a medida que crece a lo largo de su primer año.

Consejos de salud mental para cada etapa evolutiva del primer año

Primera Etapa de Desarrollo: Mes 1-3

Desde el momento en que vuelves a casa del hospital hasta los meses siguientes, empezarás a conocer la personalidad de tu bebé y a sintonizar con sus sentimientos. Recuerdo que nuestra primera hija desarrolló pronto su lenguaje de bebé, y siempre se me encendían las luces cuando oía sus alegres chillidos. Al mismo tiempo, era fácil reconocer cuando nuestra criatura no estaba teniendo un buen día; su característico puchero casi siempre iba seguido de un torrente de lágrimas y ceños fruncidos. Hay un par de maneras de ayudar a tu bebé en esos primeros seis meses, cuando veas que se acerca un tren de rabietas inminente.

Consejo #1: *Involucra todos sus sentidos*

Permitir que tu bebé toque, sienta, oiga y se mueva libremente es todo importante para alinear sus sensaciones físicas y mentales. Al nacer, es probable que tu hijo no comprenda las sensaciones del movimiento y el tacto. Si le das libertad de movimiento, aprenderá poco a poco a controlar cómo interactúa con el mundo. Asegúrate también de tener mucho contacto piel con piel con él; esto puede reconfortar a tu bebé mientras interactúa con el mundo, haciéndole sentir más seguro y confiado en su exploración.

Consejo #2: *Tonos suaves, sonrisas y tiempo para hablar con el bebé*

El refuerzo positivo y la comunicación son fundamentales para fortalecer la salud mental de tu bebé. Al igual que con los chillidos de felicidad de nuestra hija, tu bebé desarrollará su propio lenguaje previo para comunicarse contigo. Anímalo contestándole, utilizando tonos suaves y sonriendo mientras hablas. Asegúrate de utilizar palabras reales con tu bebé, ya que empezará a imitar tu forma de hablar y a ampliar los centros lingüísticos de su cerebro. También puedes cambiar el tono y el volumen de tu voz para ver cómo reacciona tu bebé a los cambios en el habla, midiendo cómo cambian sus expresiones faciales y vocalizaciones a medida que cambia tu comportamiento.

Consejo #3: *Calma y estimula*

Utiliza juguetes como una sonaja o una campanilla para atraer la atención de tu bebé y ayudarle a moverse. Mover un juguete brillante delante de él arriba y abajo puede ayudarle a desarrollar los músculos del cuello y los hombros. Si tu bebé se sobre estimula y parece que se acerca la nube oscura de una tormenta de llanto, tranquilízalo frotándole suavemente la espalda. Si tu bebé entra en una pataleta, levántalo y abrázalo; esto casi siempre le ayudará a calmarse y a volver a sonreír y jugar.

Segunda Etapa de Desarrollo: Mes 3-6

En este momento, tu bebé empezará a desarrollar una mejor visión, y muchos objetos empezarán a tomar forma en su mente. Hacia el tercer mes, es como si hubiera encontrado unas pequeñas gafas de bebé que puede ponerse, lo que le da más confianza y un mayor deseo de explorar. Dependiendo del temperamento de tu bebé, seguirá estando muy apegado a ti y a tu pareja. Nuestra segunda hija estaba especialmente apegada a su mamá, y yo solo podía llamar su atención sobornándola con un sonajero nuevo o un juego de llaves brillante. Pero ten cuidado con este método de soborno con juguetes; si tu bebé es como era la mía, ¡intentará comerse las llaves del coche en cuanto le des la espalda!

Aquí tienes algunos consejos de salud mental para los meses 3-6.

Consejo #1: *Muéstrale una variedad de fotos*

En esta etapa, tu bebé empezará a identificar formas y colores, por lo que debes mostrarle una amplia variedad de imágenes. Aunque puede resultar tentador mostrarle esas fotos de las vacaciones que a nadie más parecen interesarle, es mucho mejor tener que mostrarle cosas, lugares y personas con las que pueda interactuar en el mundo exterior. Observa cómo interactúa tu bebé con cada imagen, y di el nombre de todo lo que vea para ayudarle a establecer una conexión en su mente. Un lugar excelente para empezar son los animales; ¡incluso puedes descubrir el animal favorito de tu bebé antes de que pronuncie su primera palabra! A nuestra primera hija le encantaban los delfines y sonreía sin parar viendo fotos de ellos buceando dentro y fuera del agua, lo que dio lugar a muchos viajes futuros al acuario.

Consejo #2: *Refleja los sonidos de tu bebé y juega con ellos*

Sonríe, ríe e intenta hacer las mismas caras o gestos que hace tu bebé como forma de atraer su atención. Esto hace que desarrolle sus habilidades de reconocimiento facial y le ayuda a mantenerse de buen humor. También puedes jugar a pequeños juegos, como el clásico "cucú". Esconde la cara detrás de las manos, espiando a través de los dedos hasta que el bebé cambie de expresión. Entonces quita las manos y exclama (con una gran sonrisa, por supuesto) y observa cómo se ríe y grita.

Consejo #3: *Anima a tu bebé a seguir y a tocar objetos seguros*

También querrás enseñar a tu bebé a fijarse en determinados objetos y a aprender qué cosas puede tocar sin peligro. Algo como una taza de colores es un buen objeto para empezar; simplemente mueve la taza delante de su cara hasta que sus ojos la sigan claramente. Muévela hacia arriba, hacia abajo, hacia la izquierda, hacia la derecha, y luego muévela dentro de su alcance de agarre. Quieres que la alcancen y la toquen, aprendiendo que es seguro hacerlo. Asegúrate de que sea de un material irrompible; recuerdo que nuestra bebé cogió mi taza favorita de la mesa y la dejó caer al suelo. ¡Ese día lloramos los dos!

Tercera Etapa de Desarrollo: Mes 6-12

A los seis meses, la exploración de tu bebé alcanzará nuevas dimensiones cuando empiece a gatear por tu casa. Esto puede ser tanto una bendición como una maldición; no hay nada más estresante que mirar el móvil un momento, solo para levantar la vista y ver que tu bebé se ha desvanecido en el aire. Sugerí a mi pareja que pusiéramos un timbre a nuestra hija para no perderla de vista, pero esta idea fue rechazada. En lugar de eso, asegúrate de vigilarlo de cerca mientras aprende a desplazarse y sigue buscando formas de fortalecer su salud mental y emocional. Aquí tienes algunos consejos para los meses 6-12.

Consejo #1: *Palabras, palabras, palabras*

A estas alturas, deberías decirle tantas palabras como te sea posible, sobre todo su nombre. Tu bebé aprenderá a reconocer su nombre y a girar la cabeza hacia quien se lo diga, lo que le resultará especialmente útil cuando empiece a gatear. También querrás señalar lugares y objetos, ayudándole a asociar la palabra con su significado. Asegúrate de no hablarle demasiado alto, ya que esto puede asustarle o crearle asociaciones negativas con cualquier cosa con la que interactúe. En lugar de eso, sonríe y habla en tono suave, para que tu bebé se sienta a gusto y pueda aprender en un ambiente reconfortante.

Consejo #2: *Proporciona a tu bebé objetos seguros y coloridos*

De forma natural, tu bebé extenderá la mano, agarrará y jugueteará con cualquier cosa que esté a su alcance, así que asegúrate de proporcionarle cosas seguras con las que pueda hacerlo. A nuestra primera hija le gustaban mucho las cucharas de madera, que golpeaba como baquetas contra la silla alta. Siempre que el objeto no sea quebradizo, cualquier cosa de madera o plástico debería funcionar perfectamente. También puedes darle rompecabezas sencillos o libros ilustrados para que los mire; cualquier cosa que estimule su cerebro. Asegúrate de que las piezas del rompecabezas no sean demasiado pequeñas, o tu bebé podría confundirlas con un objeto insípido para masticar y con el que podría atragantarse.

Consejo #3: *Conecta los sonidos a los gestos*

A medida que el cerebro de tu bebé se desarrolle, empezará a establecer conexiones entre los movimientos y las expresiones vocales. Anímalo mostrándole expresiones comunes, como "adiós". Cuando alguien deje tu casa, salúdale diciendo "adiós" y luego mueve la mano de tu bebé. También puedes hacer lo mismo cuando llegue alguien, diciendo "hola" y levantando la mano de tu bebé. Esto le enseñará a imitar estos movimientos y a reconocer las reacciones correctas en situaciones sociales.

Cómo crear lazos afectivos con tu bebé

Mientras que establecer un vínculo con un nuevo amigo o compañero de trabajo es tan sencillo como tomar una cerveza juntos, encontrar un interés mutuo o un tipo de música, establecer un vínculo con tu bebé es muy diferente. Para empezar, probablemente tu bebé no tenga los mismos gustos musicales (aunque los Wiggles tengan un par de canciones bastante buenas). Crear vínculos afectivos con un bebé tiene más que ver con el apego natural y el amor incondicional que padres e hijos desarrollan el uno por el otro a lo largo de las primeras etapas de la vida.

Este proceso puede durar de unas semanas a varios meses, a medida que el amor mutuo crece gradualmente. Es importante que no entres en pánico si no sientes que el amor florece al instante, ya que estas emociones pueden tardar en manifestarse. El embarazo y el parto son estresantes, al igual que ser padre o madre. Yo no sentí ese vínculo hasta varios meses después de que naciera nuestra primera hija; créeme, estaba volviéndome loco. Pero hay formas de estimular ese sentimiento fuerte y afectuoso para que crezca; hablemos de algunas formas de ayudar a desarrollar un vínculo emocional con tu bebé.

6 maneras de crear vínculos afectivos con tu bebé

1. Grandes sonrisas, pláticas felices

Los estudios han demostrado que los bebés pueden reconocer las sonrisas desde una edad temprana, y esta capacidad solo se refuerza a medida que su vista mejora con la edad. Lo mismo ocurre con el habla alegre, y aunque aún no tengan la capacidad de responder verbalmente, tu bebé establecerá un vínculo contigo simplemente devolviéndote la sonrisa y escuchándote hablar. También aprende pronto el poder de la sonrisa, y al reflejarle este comportamiento, le estarás animando a asociar la sonrisa con sentimientos de felicidad.

2. Caras divertidas

Puede parecer una tontería, pero hacer muecas graciosas para entretener a tu hijo en realidad aumenta su capacidad para establecer un vínculo contigo. Tu bebé imitará las caras que pongas y empezará a reconocer si una expresión facial significa que alguien está contento o triste. A medida que tu bebé aprenda tus emociones y tú las suyas, el vínculo entre ustedes se fortalecerá. No tengas miedo de poner las caras más ridículas posibles con tu hijo; que sea un poco infantil no significa que no sea útil (¡y divertido!).

3. Canta karaoke con frecuencia

El karaoke no es solo para pasar vergüenza delante de tus compañeros de trabajo un viernes por la noche; también es estupendo para entretener a tu bebé. Cantar ayuda a tu bebé a identificar tu voz distinta e incluso puede servir para establecer una rutina para su día a día. Si cantas una canción cada noche antes de acostarlo, puedes ver que tu bebé empieza a cansarse incluso antes de llegar a la cuna. Las canciones tampoco tienen por qué ser canciones infantiles; canta tus canciones pop favoritas, temas de obras de teatro musicales o cualquier otra cosa. Mientras parezcas feliz y tu bebé sonría, su vínculo será más fuerte.

4. Baila todo el día

En la misma línea que cantar, bailar es una forma excelente de mostrar a tu bebé emociones positivas y cómo moverse libremente. También ayuda a aliviar el estrés y a liberar en tu cuerpo las hormonas del bienestar, que pueden influir directamente en tu estado de ánimo (y en el de tu bebé). Baila mientras tu hijo te mira, o levántalo y ten cuidado de que te acompañe. Este puede ser un método tranquilizador cuando tu bebé está molesto o cansado, ya que le pone en movimiento y le hace olvidar su malestar.

5. Contacto piel con piel

Se ha demostrado que el contacto piel con piel relaja y calma tanto al padre como al hijo, disminuye la frecuencia cardiaca de tu bebé y da a su respiración un ritmo más sano. También puede regular su temperatura, estimular su digestión y hacer que se interese más por la alimentación. Abrazar a tu bebé contra tu piel es una excelente técnica de vinculación afectiva y debe hacerse con frecuencia, empezando poco después de su nacimiento. Basta con mantener el contacto durante 30 minutos seguidos en un ambiente tranquilo y relajado para evitar sobre estimular al bebé. En poco tiempo, sentirás una conexión con tu hijo, y él también te asociará con amor, seguridad y sensación de calma.

6. Tiempo personalizado

Parte de conseguir que tu bebé establezca un vínculo contigo consiste en separarte de otras personas con las que interactúa. Aunque muchos familiares y amigos querrán visitarte poco después del parto, tú y tu pareja deben pasar mucho tiempo a solas con el bebé. Tu hijo necesita sentirse cómodo con tu tacto, tu voz y tu presencia; esto acelera el proceso de vinculación y le ayuda a comprender que eres su principal protector y proveedor.

Creando vínculos con la ayuda de la charla de bebés

Aunque parezca algo sin sentido, hablarle al bebé es una de las mejores técnicas para crear vínculos afectivos que puedes utilizar. Los estudios han demostrado que entablar una conversación normal con un bebé activa distintas partes de su cerebro, pero hablar con un bebé hace que esas mismas partes se iluminen de forma espectacular. El cerebro de tu bebé se está desarrollando rápidamente en sus primeros años de vida, formando conexiones y procesando información que le ayudará a aprender y a pensar. Si quieres ayudar a que esas sinapsis crezcan rápidamente y a la vez establecer un vínculo con tu bebé, necesitarás hacerle un poco de tonto.

El mejor maestro de lenguaje infantil que tendrás es... bueno, tu bebé. Te atraerá con esos clásicos *'gus'* y *'gagas'*, y tú puedes imitarlos. Solo tienes que asegurarte de no interrumpir a tu bebé mientras habla. Imagina que tu bebé es como un amigo que te cuenta una historia que no puedes seguir; asiente cortésmente con la cabeza, mantén el contacto visual y hazle saber que le estás escuchando. Cuando haya una pausa en la conversación, responde con una mezcla de ruidos similares y palabras de adulto. Todo esto capacita al cerebro de tu bebé para identificar la naturaleza de llamada y respuesta de la conversación, lo que será increíblemente útil a medida que desarrolle su capacidad de hablar.

La forma en que le hablas a tu bebé también cambiará a lo largo del primer año. Vamos a desglosar las distintas etapas del desarrollo y cómo debes hablar con tu bebé en cada una de ellas.

Mes 1-3

La comunicación de tu bebé será muy limitada en esta etapa y normalmente consistirá en *'gus', 'cus', 'ga-gas'*, arrullos y el favorito de los bebés: el llanto. Esto va acompañado de movimientos y sonrisas; observa cómo se mueve y reacciona tu bebé a tu forma de hablar, y ajusta tu tono y volumen para provocar una respuesta feliz. Durante los tres primeros meses, querrás:

- Mantenlo sencillo. Habla, canta y balbucea como lo haría tu bebé, manteniendo un tono ligero y alegre.
- Narra lo que estás haciendo. Aunque tu bebé aún no sea capaz de procesarlo, decir lo que está ocurriendo le ayudará a formar las conexiones fundamentales entre el habla y la acción.
- Al cabo de unos meses, tu bebé será capaz de emitir algunos sonidos parecidos a palabras. Imítale cuando lo haga y di algunas palabras que incluyan esos sonidos vocálicos. Por ejemplo, si empieza a decir "ah", di "avión".
- Empieza a meterles en el ritmo de la conversación. Deja que hablen y contéstales cuando dejen de hacerlo.

Mes 3-6

Al llegar a este punto, tu bebé empezará a cogerle el truco a copiar ciertos sonidos e incluso partes de palabras. Incluso es posible que aprenda a controlar el volumen de su voz, elevándolo si te alejas y bajándolo a medida que te acercas. Para estimular este desarrollo, será conveniente que:

- Le ayudes a terminar las palabras que parece que intenta vocalizar. Esto es menos abstracto que el ejemplo del "avión" de la primera etapa; si un bebé señala hacia su biberón y dice "bah", puedes decir "biberón" y entregárselo.
- Le hagas preguntas a tu bebé durante una conversación, y empieza a establecer un flujo narrativo. Por ejemplo, enséñale un juguete, como su sonaja o chupón favorito. Pregúntale "¿quieres tu sonaja?" y espera a que responda afirmativamente. Espera a que vocalice su deseo de alguna manera y entrégale su sonaja.
- La lectura también es importante; en este momento, deberías leerle libros en voz alta todos los días. Esto ayuda a exponerle a un conjunto mucho más amplio de palabras y, si los libros tienen dibujos, le ayuda a formar asociaciones entre esas palabras y sus significados.

Mes 6-12

En la última parte del primer año, tu bebé puede empezar a decir el principio o el final de las palabras, e incluso es posible que diga su primera palabra completa. Deberías animarlo a cada paso, haciendo cosas como:

- Nombra todo lo que señalen o con lo que entren en contacto. Si tu hijo está a punto de entrar en el coche, dile: "vamos a entrar en el coche". Si tu bebé señala su comida, dile el nombre o los utensilios que utilizas para darle de comer.

- Intenta ser lo más positivo posible cuando hables con tu bebé. Si está quejándose, no le digas "deja de hacer eso", sino "es hora de sentarse". También puedes ayudarle a expresar sus sentimientos diciéndoselos en voz alta. Por ejemplo, si parece vertiginoso o feliz, puedes decirle: "¿Quién está feliz?" y sonreírle.
- Ten cuidado con las palabras que dices en este momento, ya que tu bebé empezará a imitarlas plenamente. Por eso las palabrotas deben reducirse al mínimo (aunque esto será más importante más adelante, cuando tu hijo desarrolle plenamente sus capacidades del habla). Una vez cometí el error de exclamar en voz alta cuando me di un golpe en un dedo del pie, y una de nuestras hijas convirtió esa palabra en su favorita durante el mes siguiente.

Tu relación con tu bebé es más fuerte, pero ¿y con tu pareja?

El vínculo afectivo con tu bebé es vital para proporcionarle los sentimientos de bienestar que necesita para crecer. Pero las primeras etapas de la infancia pueden ser una época muy tensa para ti y para tu pareja, y muchos padres dejan que su relación romántica se pierda en el camino. En nuestro próximo capítulo, hablaremos de los retos y cambios habituales que pueden producirse en tu relación y de las distintas formas de resolver estos nuevos problemas.

Trucos para Papás del Capítulo 6

Truco #1 para la salud mental: La imitación es la clave. La imitación es la forma más sincera de adulación, y tu bebé copiará todos tus movimientos. Asegúrate de devolverle el favor y ayúdale a reforzar las asociaciones entre movimientos y palabras.

Truco #2 para la salud mental: El contacto piel con piel favorece el vínculo afectivo. Como una de las herramientas más potentes de tu estrategia para crear vínculos afectivos, el contacto piel con piel puede crear rápidamente una conexión emocional duradera entre tu bebé y tú. Pero no solo eso, sino que también puede aliviar el estrés, reducir la frecuencia cardiaca de tu bebé y ayudar a controlar su respiración.

Truco #3 para la salud mental: No lo sobre-estimules. Aunque quieras mostrar a tu bebé una gran variedad de fotos y ayudarle a comprender el mundo que le rodea, es importante no sobre estimularle. Si tu bebé empieza a ponerse inquieto o a llorar mientras le enseñas, haz una pausa para calmarlo. Un par de "sh, sh, shs', un canto suave y un masaje en la espalda pueden devolver la calma a tu bebé para que pueda volver a aprender con eficacia.

Truco #4 para la salud mental: Ayuda a tu bebé a terminar palabras. A medida que se desarrollen los centros del lenguaje de tu bebé, empezará a vocalizar ruidos que casi suenan como palabras completas. Ayúdale a terminar esas palabras, pronunciando cada sílaba para que pueda empezar a formar esas asociaciones en su cerebro.

Truco #5 para la salud mental: Identifica todo lo que te rodea. Especialmente importante en la segunda mitad del primer año, querrás enseñar a tu bebé el nombre de cada objeto, persona y lugar con el que interactúe. Si le preparas una mini cena italiana, asegúrate de decirle: "esto son espaguetis". Si tu hermana viene de visita, hazle saber: "ésta es tu tía". Estos comportamientos facilitarán mucho las cosas cuando empiecen a hablar y les ayudarán a entender no solo los nombres de las cosas, sino el significado que hay detrás de esos nombres.

Capítulo 7

Cómo mantener una relación sólida incluso después de tener un bebé

Aunque tener un bebé puede ser una de las experiencias más hermosas y gratificantes de la vida, también es difícil, estresante y agotador. Me avergüenza admitirlo, pero mi pareja y yo tuvimos nuestra buena ración de peleas durante el primer año, a menudo por nada. Recuerdo despertarme tarde por la noche, pensando que había una emergencia con el bebé. En lugar de eso, me encontraba con un tarro vacío de mantequilla de cacahuete, mi pareja sacudiéndolo y gritando en tono acusador. "¡Te has comido hasta el último bocado!", decía apretando los dientes, sabiendo que no podía despertar al bebé. En mi aturdimiento medio dormido, me eché a reír; por suerte, ella también. Pero esto demuestra lo estresantes que pueden llegar a ser las noches de insomnio y cómo hasta la cosa más tonta puede sacar de quicio a uno de los dos.

Es extraño pasar de la unidad de dos personas como pareja a una familia completa, y el periodo de adaptación no es fácil. Te pasas toda la vida formando esta idea de ti mismo en tu cabeza; luego añades más años forjando una relación con alguien. Ahora, de repente, aparece esta personita en tu vida. Es algo hermoso y uno de los eventos más significativos que puedes experimentar en tu vida, pero también te plantea un sinfín de nuevos problemas. Afortunadamente, todos los obstáculos pueden superarse, y muchas parejas descubren que son mucho más fuertes gracias a la lucha una vez que llegan al otro lado. Veamos algunos cambios en la relación que puedes esperar tras el nacimiento de tu primer bebé y cómo afrontarlos.

Problema #1: La reestructuración de sus vidas

Los bebés son seres vulnerables y muy dependientes, que requieren atención y cuidados constantes durante los primeros meses (y años) de su vida. Antes de que nazca el bebé, incluso durante los meses de embarazo, tú y tu pareja todavía tendrán mucho albedrío como individuos. Podrán salir, ver amigos, ir de viaje, dormir sin interrupciones y disfrutar de la libertad que supone no tener la responsabilidad de los hijos. Sin embargo, cuando nazca tu hijo, eso cambiará radicalmente. Aunque creas que estás preparado, este cambio significativo puede hacer mella en tu relación sentimental.

¿Recuerdas esa noche semanal para salir a cenar? Puedes despedirte de ella (por un tiempo.) ¿Y si salimos a correr en pareja o nos sentamos a ver una película acurrucados? Sayonara. Tu bebé necesitará ayuda con la alimentación, la siesta, el cambio de pañales y, básicamente, necesitará estar vigilado casi cada segundo durante el día. Esta pérdida de identidad puede ser dura, y es natural que las parejas se peleen un poco al sentir el peso de esa responsabilidad. El primer tirón de tensión de mi cónyuge llegó con nuestra noche semanal de "películas antiguas". Disfrutábamos mucho de ese momento, sentados y eligiendo alguna película antigua en blanco y negro para ponerla de fondo mientras devorábamos palomitas. Pero algo en esas películas estresaba a nuestra primera hija, y tuvimos que prescindir del ritual durante un tiempo. Siéntete cómodo con el sacrificio y date cuenta de que, con el tiempo, podrás volver a hacer la mayoría de estas actividades.

Problema #2: Noches sin dormir y días agotadores

La falta de sueño es una bestia salvaje, un monstruo que, si no se controla, acabará con tu cordura y con el amor que sientes por tu pareja. Desgraciadamente, cierto grado de insomnio es inevitable en los primeros años de la paternidad. Asegúrate de estar atento a las señales de falta grave de sueño, que incluyen:

- Dificultad para pensar con claridad
- Mala memoria a corto plazo
- Mala toma de decisiones
- Falta de energía
- Reducida capacidad de atención
- Cambios bruscos de humor

La falta de sueño también puede llenarte de ansiedad y volverte irritable, algo con lo que yo tuve que luchar. Soy una persona que no puede sobrevivir sin 8 horas de sueño, así que cuando tenía un promedio de entre 4 y ninguna, no era mi mejor versión. Por suerte, mi pareja es realmente amable y comprensiva (siempre que no te comas toda su mantequilla de cacahuete) y aguanta tanto los berrinches del bebé como los míos.

Problema #3: Sentirse frustrado e impotente

No te mentiré: el peso de tener a una persona viva que respira y que depende de ti para su protección y seguridad es aterrador. Incluso con todos los consejos y libros de paternidad del mundo, nadie puede prepararte realmente para lo que significa ser responsable de la vida de otra persona. Es comprensible que tú y tu pareja se sientan impotentes y frustrados ante las necesidades abrumadoras de un recién nacido. Habrá momentos en que el bebé no dejará de llorar, no podrá dormirse o no comerá, y eso puede causar conflictos en su relación.

Cuando surjan nuevos problemas, recuerda que son un equipo. Dense descansos mutuamente, intenten investigar los nuevos problemas en la medida de lo posible y confórtense mutuamente. Puede que de vez en cuando te sientas disgustado o triste, sobre todo cuando llegues a comprender cuánto necesitará tu bebé de ti. Pero con el tiempo, te prometo que será más fácil.

Problema #4: Concentrar toda tu atención en el bebé

Sí, tu bebé debe ser la prioridad número 1 de tu vida después de que nazca (y probablemente también durante el resto de tu vida), pero eso no significa que debas dedicarle toda tu atención. Descuidar el reconocimiento y la atención de las necesidades de tu cónyuge puede devastar su relación. Ya habrá muchos factores estresantes, como la falta de sueño, el aumento de los gastos debidos al cuidado de los niños y la pérdida de tiempo libre. En medio de todo esto, es esencial que hagas todo lo posible por recordar que tu pareja sigue siendo tu pareja, y que necesitas seguir en contacto con ella.

Si te resulta posible, llama a un familiar o amigo para ver si puede cuidar del bebé durante unas horas, el tiempo suficiente para comer o cenar y pasar un rato a solas con tu pareja. Recuérdale lo hermosa que es y lo mucho que te importa, y habla de futuros planes de viajes y vacaciones. Las primeras etapas de la paternidad pueden ser desafiantes, y puede parecer que serán abrumadoras para siempre. Planifica el futuro y refuerza tu relación siempre que puedas.

Problema #5: Cuando la comunicación se vuelve tensa

La comunicación es vital para unas relaciones sanas, y es comprensible que un gran evento en la vida haga tambalear su capacidad para comunicarse. Lo que antes era compartir pensamientos y sentimientos, contarse anécdotas del día a día e intercambiar bromitas, ahora se parece más a la comunicación de las hormigas. Cuando las hormigas hablan entre sí, básicamente vomitan sustancias químicas que envían mensajes muy claros. Una hormiga vomitará a la otra, "comida por ahí", y la otra hormiga vomitará ", vale". Aunque esto es estupendo para ayudar a un colega insecto a encontrar el picnic, no funciona para la comunicación humana.

Al igual que las hormigas, tu conversación puede llegar a ser muy monótona y basada en transacciones. "El bebé está llorando", "es hora de cambiarle el pañal" y "el bebé tiene hambre"; todos son ejemplos de las frases entrecortadas que se intercambiarán en esos primeros meses. A medida que se agote la paciencia y se acumulen las responsabilidades, las conversaciones se convertirán en exigencias. Asegúrate de vigilar cómo le hablas a tu pareja e intenta que estas exigencias se parezcan más a peticiones.

Problema #6: La espontaneidad se va por la ventana

Antes del bebé, recuerdo que un fin de semana llegué a casa y mi pareja me presentó un pasaje de avión. "Nos vamos a la costa", dijo, con los ojos brillantes y chispeantes de emoción. Al principio me sorprendió, no sabía si estaba bromeando, pero cuando señaló una maleta abierta, yo también me encendí de emoción. Todavía miro las fotos de aquel viaje de fin de semana y guardo recuerdos de puestas de sol, margaritas y la arena bajo nuestros pies. Desgraciadamente, es probable que viajes espontáneos como éste se evaporen con la llegada del bebé.

Cuando nazca tu hijo, necesitarás planificarlo todo con mucha anticipación. Se acabaron los días de preguntar: "oye, ¿quieres salir a cenar esta noche?", ya que eso requeriría encontrar una niñera, preparar una bolsa para el bebé y preocuparte toda la noche por tu hijo. Esto no significa que no vayas a tener diversión, pero será diferente. Eso no significa que no puedas encontrar formas de sorprender a tu pareja, y deberías seguir intentando encontrar una guardería y salir de vez en cuando. Solo prepárate para tener que decir adiós a las juergas de las que antes disfrutabas a medida que te adentras en la responsabilidad de la paternidad.

Problema #7: Tu pareja puede padecer depresión postparto.

Es muy posible que tu pareja experimente algún tipo de depresión posparto después de dar a luz; ¡los padres también pueden padecerla! Deberás estar atento a los posibles síntomas de depresión posparto, entre los que se incluyen:

- *Falta de motivación:* Uno de los primeros síntomas de la depresión posparto es la falta de energía y motivación. Si notas que tu pareja no se ducha, no se alimenta o, en general, evita cuidarse, querrás hablar con ella sobre sus sentimientos. Esta falta de motivación también se extiende a las tareas relacionadas con tu bebé. Las madres que padecen depresión postparto pueden olvidarse de alimentar o vigilar a sus hijos y tendrán dificultades para establecer un vínculo afectivo adecuado.
- *Evasión:* Otro síntoma es la actitud evasiva hacia los amigos y la familia. Si ves que tu pareja ignora las llamadas, rechaza a los amigos en la puerta o se aísla cuando la familia viene a ver al bebé, considéralo una señal de alarma importante. La causa de esta evitación suele ser el miedo o la ansiedad a no ser un buen padre/madre, aunque estos pensamientos casi siempre son infundados.
- *Cambios de humor:* Enojo, tristeza, ansiedad, ataques de pánico: todos ellos pueden acompañar a la depresión postparto. Si ves que tu pareja cambia de emociones a un

ritmo rápido, le cuesta dormir por la noche o habla de miedos relacionados con el bebé, acércate a ella.
- *Pensamientos de daño o suicidio:* Este es un síntoma más avanzado y uno de los más preocupantes. Las personas que padecen DPP pueden empezar a tener oscuros pensamientos suicidas y, en algunos casos, incluso intentar acabar con su vida. También pueden tener pensamientos intrusivos sobre hacer daño al bebé, que al principio pueden expresarse en broma. Reconoce la gravedad de este síntoma y ponte en contacto con un profesional médico inmediatamente.

No dudes en ponerte en contacto con un médico si crees que tú o tu pareja están sufriendo depresión postparto. Pueden ayudarte con tratamientos para superar este difícil momento; cuanto antes busques tratamiento, ¡mejor!

Problema #8: Parecerá que casi nunca tienes sexo

Puede ser un tema delicado para algunos, pero la cuestión del sexo después de tener un bebé es bastante importante. No es fácil tener ganas con el vómito del bebé en la camisa y el olor poco sexy de los pañales sucios en el aire. Incluso después de las cuatro o seis semanas de abstinencia que recomiendan los médicos tras el parto, es posible que tu pareja y tú apenas tengan interés en el sexo. Empezarán a sentirse menos como amantes y más como compañeros de piso que han acordado cuidar de un bebé.

Es crucial avivar esa intimidad siempre que puedas. El sexo es vital para una relación romántica sana y puede ayudar a aumentar la confianza de ambas partes. No solo eso, sino que es un gran aliviador del estrés, algo que necesitarás durante los difíciles meses posteriores al parto.

5 consejos para mantener una relación sólida después del bebé

1. Ver las cosas desde la perspectiva de tu pareja

En medio de una crisis o de una discusión, puede ser difícil acercarse a tu cónyuge desde la empatía. Las tareas se olvidan, las cosas se pasan por alto y los desacuerdos se acaloran. Es importante recordar que esto es duro para ambos antes de que se alcen las voces y empiecen a volar las acusaciones. Seguro que las experiencias de una madre y un padre son diferentes, pero al fin y al cabo, están juntos en esto. Reconoce por lo que está pasando la otra persona e intenta no "llevar la cuenta". No se trata de quién hizo qué en un día concreto, sino de la larga travesía de la paternidad.

2. Agenda una revisión semanal

Una buena forma de anticiparte a los problemas y de estar al tanto de cómo se siente tu pareja es a través de las revisiones semanales. Mi pareja y yo pusimos en práctica esta práctica tras una semana especialmente dolorosa que terminó con una terrible (y totalmente inútil) pelea. Me salté unos cuantos pañales, ella despertó al bebé de una siesta y varias meteduras de pata menores más culminaron en la decisión de que necesitábamos hacer un cambio. Así que empezamos a reunir nuestras quejas en una sesión semanal los domingos; de ese modo, no permitíamos que nuestros desacuerdos se interpusieran en el cuidado de nuestro bebé. Cuando llegaba el domingo, gran parte del calor de aquellos momentos de enfado se había enfriado, y podíamos hablar de las cosas de forma más razonable.

3. Evita las críticas y habla con eficacia

Una clave de la comunicación eficaz es evitar las críticas siempre que sea posible. Acusar a alguien de cometer un error, sobre todo cuando está estresado, hará que se ponga automáticamente a la defensiva. Sé intencionado con tus afirmaciones y ve directo al problema. En lugar de "¿Puedes bañar al bebé al menos una vez, por favor?", di: "Cariño, estoy tan cansado que apenas puedo mantenerme en pie. ¿Te importaría bañar al bebé esta noche?". Aborda los problemas con un poco de tacto, y te sorprenderá lo dispuesta que estará tu pareja a ayudar.

4. Dediquen tiempo el uno al otro

Aunque no habrá tiempo para grandes escapadas románticas en un futuro próximo, dedicarse tiempo el uno al otro consiste en los pequeños momentos. Coge a tu pareja de la mano, dile lo mucho que significa para ti y entabla una conversación sobre temas no relacionados con el bebé. Recuérdale a tu pareja que tiene su propia identidad y mantengan la intimidad de todas las formas posibles. Esto también significa sacar a relucir cosas que echas de menos, o que necesitas, como pareja. Puede ser un abrazo, unas palabras de afirmación o incluso que hace mucho tiempo que no tienen intimidad física.

5. "Ser Padres" entre sí

Del mismo modo que piensas y te preocupas por tu bebé, también tienen que cuidarse el uno al otro. No, eso no significa que tengas que cargar a tu pareja y hacerle eructar, sino que le des a tu pareja los mismos descansos que le darías a tu bebé. Cuando tu bebé empiece a frustrarse, dudo que tu reacción sea decirle enfadado que se calme. Dale a tu pareja el beneficio de la duda e intenta acercarte a ella con compasión durante este momento estresante.

Cómo reavivar su vida sexual después del parto

Tener una conexión física es importante, pero es comprensible que la pasión desaparezca de la relación poco después del nacimiento del bebé. Durante varias semanas después del parto, abstenerse de mantener relaciones sexuales es una necesidad absoluta. La mayoría de los médicos recomiendan a las mujeres evitar la actividad sexual durante cuatro a seis semanas, pues necesitan tiempo para curarse. En este punto suele haber una revisión postparto en la que el médico da el visto bueno; incluso entonces, algunas parejas se dan cuenta de que no están del todo preparadas para intimar.

Mi pareja y yo luchamos con esto durante algún tiempo después de la primera bebé. Ella no se sentía sexy después del embarazo, y yo no sentía el deseo debido al agotamiento por falta de sueño; el deseo de intimar no estaba ahí. Al principio pensé que no sería un gran problema, pero luego sentí que crecía la distancia entre nosotros. Al darme cuenta de que se estaba gestando un problema, empecé a buscar formas de volver a encender esa pasión. He aquí algunas formas que encontré para ayudar a reavivar el fuego del amor y, posiblemente, ¡para ayudarte a empezar a hacer el bebé número 2!

La compasión crea pasión

El sexo es una calle de doble sentido, y ayuda ser compasivo con las necesidades físicas de tu pareja. Las mujeres suelen sentirse abrumadas tras el nacimiento de un bebé y es probable que juzguen a sus cónyuges por sus impulsos sexuales. Los hombres, por su parte, se sienten rechazados e indeseados. Cuando estas dos fuerzas se encuentran y la intimidad sigue desvaneciéndose, tu relación puede caer en la confusión.

La clave está en aprovechar esa compasión y preguntar a tu pareja sobre sus sentimientos sexuales. Sé empático, escucha su versión de la historia y comparte la tuya. Al abrir la comunicación y hacer todo lo posible por comprender por lo que está pasando, puedes recuperar esos sentimientos de cercanía que los inspiraron a intimar en un principio.

Los pequeños gestos tienen un gran impacto

Soy culpable de ese viejo truco, el "gran gesto romántico". Cometí una pequeña metedura de pata después de que naciera nuestra segunda hija: organicé una escapada solo unos meses después de que naciera. Me sentí frustrado cuando a mi pareja no le entusiasmó la idea de ir, después de reservar hoteles y buscar una guardería. Pero me explicó sus sentimientos, que no estaba preparada para estar lejos del bebé, y me di cuenta de que estaba siendo un poco egoísta. Debería haber hablado primero con ella, en vez de intentar sorprenderla con unas vacaciones improvisadas.

Los pequeños gestos son una forma mucho mejor y más manejable de mostrar afecto a tu pareja. Un mensaje de "te quiero" cuando estén separados, un beso al empezar el día, una comida casera o su comida para llevar favorita. Puede que no suene sexy, pero llevarle a alguien comida de su restaurante chino favorito puede ser lo más romántico del mundo.

Programar tiempo íntimo

¿Qué hay más sexy que sacar un calendario y decir: "oye, ¿cuándo estás libre?"? De acuerdo, en realidad eso no suena nada sexy. Pero con el apretado horario de trabajo, el cuidado del bebé y todo lo demás en sus vidas, programar la intimidad puede ser la mejor solución para un período de sequía temporal. Elige una vez a la semana un momento en el que tu pareja y tú puedan tener una noche para ustedes solos (después de que el bebé se haya ido a la cama).

Guarden los teléfonos, desenchufen la televisión y pasen un rato hablando, abrazándose y, con suerte, algo más. Recuérdale a tu pareja por qué te parece atractiva, y no tengas miedo de dar el primer paso. Es probable que tu pareja esté tan frustrada sexualmente como tú. Dicho esto, si no está de humor, hay otras formas de intimar.

Simplemente abrazarse, besarse y hablar de cualquier cosa menos del bebé puede ayudar a reforzar su conexión.

Desnudarse y dar regalos

Puede ser difícil recordar que tu pareja y tú son criaturas sexuales cuando están constantemente vestidos con el clásico uniforme de los padres: camiseta holgada, pantalón de deporte gris liso y pantuflas bien usadas. Deshazte de esa ropa siempre que puedas, aunque no planees tener sexo. Sentirte cómodo con tu cuerpo e incluso hacer algo tan sencillo como pasear desnudo puede aliviar el estrés; no solo eso, sino que es más que probable que conduzca a algo más.

También puedes despertar la intimidad con algunos regalos sexualmente sugerentes. Si llevas mucho tiempo con tu pareja, es posible que la vida sexual se haya estancado un poco. Esto puede agravar la lucha por la intimidad que sigue al nacimiento; la solución es probar cosas nuevas. Habla con tu pareja sobre sus fantasías, y sorpréndela con un regalo que las satisfaga.

Recupera un poco de espacio

A veces, un bebé puede parecer un compañero de piso muy territorial y maleducado. De repente, este pequeño tirano se ha apoderado de toda tu casa. Se levanta tarde, hace ruido y está constantemente presente cuando intentas pasar tiempo con tu pareja. Las fotos del bebé sustituyen a las fotos de sus tiempos juntos como pareja, todo el mundo pregunta por tu hijo cada vez que te ve, y todos los eventos parecen girar en torno a tu bebé. Es difícil sentirse atractivo cuando has perdido tu identidad como individuo y como pareja. ¡La solución es recuperar un poco de espacio!

Ahora bien, esto no significa quitar prioridad a tu bebé. Pero hay pequeñas cosas que puedes hacer para recordar a tu pareja y a ti mismo que son dos personas. Guarda algunas fotos de su época como pareja, habla con tu pareja de los viajes divertidos que hacían antes del bebé e intenta tener un espacio en casa que sea solo para ti y tu media naranja. Recupera algo de terreno para ustedes, y te sorprenderá lo rápido que vuelve la intimidad.

Tu bebé, tu relación y tu vida laboral: ¿cómo puedes equilibrarlo todo?

Ahora que hemos hablado de algunas formas de reavivar la intimidad en tu relación, pasemos a los malabarismos de la paternidad. Necesitas ser padre y pareja, y probablemente también necesites seguir trabajando. Mantener todos estos platos girando no es fácil, pero mantener tus finanzas en orden es una necesidad absoluta. En nuestro próximo capítulo, hablaremos de algunas formas de mantener el equilibrio entre tu trabajo y tu vida, administrar tus finanzas, analizar los gastos y ahorrar dinero durante el primer año de vida de tu bebé.

Trucos para Papás del Capítulo 7

Truco #1 sobre las relaciones: Necesitarás sacrificar algunas cosas. La paternidad es todo sacrificio, y tendrás que sentirte cómodo dejando ir ciertas cosas. Tu vida ha cambiado radicalmente y perderás parte de tu autonomía. Parte de ella se recuperará con el tiempo, pero otra parte no (¡y no pasa nada!).

Truco #2 sobre las relaciones: Prepárate para el insomnio. Dormir es increíblemente importante, pero conseguir la cantidad adecuada de descanso como padre primerizo no es posible. Presta atención a los signos de agotamiento por sueño, como confusión, falta de energía e irritabilidad. Haz lo posible por dormir la siesta cuando tu pareja esté cuidando al bebé, y ten presente que tu horario de sueño acabará normalizándose.

Truco #3 sobre las relaciones: Presta atención a los síntomas de la depresión posparto. La DPP es increíblemente grave, por lo que debes estar atento a las señales que indican que tu pareja puede padecer esta enfermedad. Estos signos incluyen:

- Falta de motivación
- Cambios de humor
- Evitar a los demás
- Pensamientos suicidas o de hacer daño al bebé

Si reconoces los síntomas de la depresión postparto, ponte en contacto con tu médico inmediatamente.

Truco #4 sobre las relaciones: Sé paciente con tu pareja. Ser padre primerizo es increíblemente difícil, y es comprensible que te frustres cuando tu pareja comete un error. Intenta ver la situación desde su punto de vista y comprende que ambos están cansados y estresados. La paciencia vale la pena, y cuando das a tu pareja el beneficio de la duda, es más probable que te devuelva el favor.

Truco #5 sobre las relaciones: Reaviva tu vida sexual. No dejes que la intimidad de tu relación se esfume debido a las responsabilidades de la paternidad. Recuérdale a tu pareja que la encuentras sexualmente deseable, busca tiempo para pasar juntos y aviva el fuego del amor en su vida. Puede que te lleve unas semanas o meses después de que nazca el bebé, pero una vez que tu pareja esté preparada, ¡al dormitorio de vuelta!

Capítulo 8

Cómo compaginar el trabajo y la vida como padre primerizo

Un padre no es solamente un cuidador y un proveedor, también es un artista. Como quien hace girar platos o hace malabarismos con bolos, un padre debe saber cómo hacer que todo funcione en (casi) perfecta armonía. Una vez que nace tu hijo, básicamente puedes dividir tu vida en dos partes principales: el tiempo que pasas en el trabajo y el tiempo que pasas en casa. Ambos tienen una gran importancia: el tiempo que pases en casa definirá cuánta energía puedes dedicar a ser padre y pareja, mientras que el tiempo que pases en el trabajo determinará lo bien que puedes mantener a tu familia. Lograr un equilibrio perfecto entre estas dos partes no es posible, pero querrás acercarte lo más posible. Veamos algunas formas de equilibrar el trabajo y la vida como padre primerizo.

5 formas de balancear el trabajo y la vida como padre primerizo

1. Establece tus prioridades

Aunque organizar tu tiempo tanto en tu papel de padre como de trabajador no será sencillo, el proceso será más fácil si estableces prioridades a corto y largo plazo. Evidentemente, querrás pasar el mayor tiempo posible con tu hijo. Al mismo tiempo, tienes que asegurarte de que tu familia recibe apoyo económico. Esto requerirá un poco de compromiso en cada uno de tus papeles.

Tendrás que ser realista sobre lo que puedes hacer en un día y planificarlo en consecuencia. Si tu trabajo te obliga con frecuencia a quedarte hasta tarde, quizá no puedas aceptar responsabilidades adicionales para tu hijo. Este es un ejemplo de un momento posterior de mi paternidad: me pidieron que entrenara al equipo de fútbol de mi primer hija. Lamentablemente, debido a mis obligaciones laborales, tuve que declinar la oferta. En lugar de eso, me aseguré de tomarme tiempo libre o salir temprano los días que había partido y asistir a todos los que pudiera. Un compromiso de este tipo puede demostrar a tu hijo que te preocupas por él sin perder demasiado terreno en el trabajo.

2. Utiliza tu tiempo de la forma más eficaz posible

Intenta planificar las horas de tu día y reserva el mayor tiempo posible para tu hijo(a). Esto podría significar levantarte un poco antes para pasar tiempo con el bebé antes de irte a trabajar o sacrificar las copas con tus compañeros de trabajo para volver a casa y jugar con tu hijo antes de acostarte. Puedes seguir teniendo un poco de tiempo para ti y tus amigos, pero recuerda el consejo #1: tienes que decidir cuáles son tus prioridades y dedicarles la mayor parte de tu tiempo.

También puedes planificar con antelación y cambiar tu comportamiento para ahorrar tiempo con actividades como la preparación de comidas. Elige un día de la semana, como el domingo, y prepara todos los almuerzos de la semana. Así tendrás más tiempo cada día para ponerte al día con el trabajo o jugar con tu hijo. También hay aplicaciones y servicios que pueden ahorrarte mucho tiempo.

Los servicios de entrega de víveres pueden ahorrarte horas de deambular por las tiendas, una tarea que puede resultar aún más difícil con un bebé. No sabes cuántas veces he tenido que atender una llamada de trabajo con mi hijo en el carrito, intentando desesperadamente mantener una conversación mientras evitaba que mi hijo cogiera comida de las estanterías. En mi experiencia, es mejor pagar un poco más para que se ocupen de toda la compra por ti.

3. Discute los problemas con tu pareja

Recuerda que no estás solo en esto. Habla con tu pareja de lo que te preocupa de tu vida laboral y ve qué soluciones puede aportar. Lo más probable es que esté dispuesta a asumir más tareas relacionadas con el bebé en determinados días para aliviar tu estrés. Por ejemplo, si tienes una reunión importante al día siguiente, pregunta a tu pareja si estaría dispuesta a cuidar del bebé para que puedas prepararte. Puede que te sientas culpable pidiéndole que haga trabajo extra, pero si algo es importante, seguro que tu pareja será comprensiva.

También puedes hacer planes con tu pareja sobre los horarios de trabajo de ambos. Con mi pareja, al principio tuvimos problemas para compaginar el cuidado de nuestras hijas con el trabajo de ambos. Intentábamos ahorrar algo de dinero prescindiendo de la guardería todos los días de la semana laboral, pero el estrés empezaba a ser abrumador. Decidimos que valía la pena el dinero extra, y sacrificamos algo de dinero que habíamos estado ahorrando para unas vacaciones. Aunque fue triste ver cómo se esfumaba el dinero de nuestro crucero por Jamaica, era un compromiso necesario para ayudar a que el equilibrio entre la vida laboral y personal fuera más manejable.

4. Apaga la tecnología

Tanto mi pareja como yo tenemos nuestras propias adicciones tecnológicas, cada uno por motivos distintos. Ella es una fanática de los crímenes reales y escucha constantemente podcasts o consulta foros, mientras que yo siempre estoy conectado a mi liga de fútbol de fantasía. Después de la llegada de la bebé, los dos tuvimos que dar un paso atrás y darnos cuenta de que estábamos conectados a nuestros dispositivos la mayor parte del día.

Parte del problema de desconectarme completamente del teléfono y de la computadora es que a veces mi trabajo necesita ponerse en contacto conmigo fuera del horario laboral. Hay que reconocer que estaba demasiado disponible para llamadas y correos electrónicos; la mayoría de las veces, era algo que podría haber esperado fácilmente a las horas de trabajo. Así que, después de que naciera la bebé, se lo hice saber a mi departamento: a menos que fuera de vital importancia, no respondería a mensajes fuera de la oficina. Sorprendentemente, ¡no tuvieron ningún problema! Esto me dio mucho más tiempo para estar con mi hija, y me ayudó a establecer límites entre mi vida laboral y mi vida familiar.

5. Habla con tu lugar de trabajo acerca de la flexibilidad

Hablando de discusiones laborales, es probable que hayas informado a tus supervisores sobre el bebé mucho antes de que naciera. Parte de esta conversación debería girar en torno a tu horario de trabajo y a la posibilidad de crear un horario que te permita ayudar en casa en la medida de lo posible. Te sorprendería saber cuántos lugares de trabajo son flexibles en lo que se refiere al cuidado de los niños, e incluso puede haber programas que tu empresa haya creado para ayudarte.

Trabajar desde casa es una forma de ahorrar tiempo, y si tu trabajo es de los que se pueden hacer a distancia, habla con tu jefe sobre la posibilidad de dividir tus horas entre la oficina y tu casa. Al trabajar a distancia, puedes eliminar el tiempo perdido en desplazamientos, así como hacer pequeños descansos a lo largo del día para pasar tiempo con tu hijo. Trabajar desde casa también puede reducir la carga económica que supone buscar servicios de guardería. En general, el trabajo a distancia es una de las mejores formas de conseguir el equilibrio que buscas entre tu trabajo y tu vida familiar.

Consejos financieros para los nuevos papás: Cómo sacar más partido a tu dinero

Parte de la razón por la que es tan difícil crear un equilibrio entre trabajo y vida privada es que, lo mires por donde lo mires, tener un hijo requiere una importante cantidad de dinero. Quieres pasar cada segundo con tu bebé, pero al mismo tiempo tienes que soportar la carga económica de la comida, los pañales, los juguetes y todo lo demás que necesita tu hijo. Para que esto sea más fácil, querrás asegurarte de que tus finanzas estén lo más ordenadas posible. He aquí algunos consejos que pueden hacer que ese proceso sea mucho más fluido.

Consejo #1: Crea un presupuesto

El primer paso para mejorar tu salud financiera es crear un presupuesto. Haz un mapa de tus ingresos y gastos, prestando especial atención a si gastas tu dinero en "deseos" o en "necesidades". La primera vez que elaboré un presupuesto, me di cuenta de que gastaba una cantidad desorbitada de dinero en café cada mes. No pensé mucho en ello mientras calculaba la cantidad, diciéndome "mucha gente se toma un café cada día, ¿qué tanto podría ser realmente?". Después de teclear "*enter*" en la calculadora, me quedé estupefacto al ver que gastaba **más de $200** en café todos y cada uno de los meses. Después de levantar las manos al cielo y maldecir a mi cafetería favorita, compré una buena cafetera por Internet. Ahora tomar café es un capricho muy poco habitual, y tengo más dinero para las cosas que importan.

Consejo #2: Aprovecha las ventajas de las tarjetas de crédito

Construir tu crédito y utilizar todas las ventajas que te ofrece tu banco es esencial para fortalecer tus finanzas. Si tu puntuación crediticia es baja, arreglarla debe ser una prioridad. Haz una lista de todos tus pagos, ya sean del coche, de las tarjetas o de cualquier préstamo que tengas, y asegúrate de pagarlos siempre a tiempo. La utilización del crédito es especialmente importante; si tus tarjetas están constantemente al límite de su capacidad, tu puntuación crediticia descenderá drásticamente. Con el tiempo, tu puntuación aumentará, lo que facilitará la aprobación de préstamos y reducirá los intereses.

También debes fijarte en las ventajas de tu tarjeta de crédito. Muchas tarjetas tienen devoluciones en efectivo o puntos canjeables que se obtienen al hacer compras. Estos puntos pueden utilizarse para recompensas como comida, gasolina, millas aéreas y muchas otras cosas que pueden ayudarte a reducir tus gastos. Siempre que puedas pagar las tarjetas, intenta cargar la mayor parte posible de tus compras a tus tarjetas de crédito (usar tu tarjeta de débito probablemente no te dará los mismos beneficios que usar tus tarjetas de crédito).

Consejo #3: Asegúrate de tener un fondo de emergencia

La vida es imprevisible, y tener un fondo de emergencia puede darte una de las cosas más valiosas que puede tener un padre: tranquilidad.

Poco después de nacer nuestra primera hija, tuve un accidente de coche. Por suerte, yo era el único que iba en el coche y no salí herido. ¡Ojalá pudiera decir lo mismo de mi Honda! Con el vehículo destrozado, y mi seguro tardando en aprobar mi reclamación, tuve que pagar yo mismo los daños para poder seguir yendo al trabajo. Por suerte, tenía mi fondo de emergencia; lo que podría haber sido un problema increíblemente difícil se redujo a solo un inconveniente menor.

Para que tu fondo de emergencia tenga una cantidad de dinero suficiente, asegúrate de que puede cubrir entre 6 y 12 meses de tus gastos mensuales. Este dinero puede serte útil en varias situaciones, como por ejemplo:

- Problemas con el vehículo
- Pérdida del empleo
- Urgencias médicas
- Gastos de viaje inesperados
- Reparaciones domésticas urgentes

Consejo #4: Contrata un seguro de vida y haz testamento

Es duro pensar en ello, pero un factor financiero importante es prepararse para el peor de los casos. Un testamento oficial y una póliza de seguro de vida sólida pueden ser de gran ayuda para tu familia en caso de fallecimiento, pues ayudarán tanto a tu pareja como a tu hijo en lo que ya sería de por sí un periodo de tiempo abrumador. Si puedes, intenta contratar tu seguro de vida a través de tu empleador, ya que suele ofrecer las mejores tarifas. Trata de conseguir una póliza que cubra 10 veces tus ingresos anuales, ya que esto daría a tu familia un colchón sustancial si fallecieras repentinamente.

En cuanto al testamento, será algo que querrás hablar con tu pareja. Puede ser tentador evitarlo todo lo posible, ya que la idea de que tú o tu pareja fallezca es devastadora. Pero, por motivos legales, no hacer testamento puede complicar mucho más el ya de por sí arduo proceso de la muerte del cónyuge. Habla con un abogado especializado en herencias de tu área sobre cuál es la mejor forma de redactar un testamento, así como de decidir quién tendrá el poder de representación tanto para sus finanzas como para su asistencia médica. Yo elegí a mi pareja, pero es muy posible que tengas a otra persona en mente. Esta persona podrá controlar tanto tu dinero como tu atención médica si alguna vez no puedes tú hacerlo, como si estás en coma o en cualquier otro tipo de estado de incapacidad.

Consejo #5: Elige inversiones seguras

Aunque mantener tu dinero en una cuenta de ahorros puede parecer seguro, no hará mucho en cuanto a crecimiento. Averigua qué planes de cotización para la jubilación ofrece tu empresa, como un 401k. También querrás ver qué servicios de gestión patrimonial ofrece tu banco, así como los planes que puedes crear para empezar a ahorrar para la educación universitaria de tus hijos. Un plan 529 es un buen ejemplo de este tipo de ahorro; con un plan 529, puedes depositar dinero sin pagar impuestos federales y no pagarás penalizaciones cuando los fondos se retiren con fines educativos. Cualquiera puede contribuir a un plan 529, lo que significa que tus familiares y seres queridos pueden ingresar dinero como regalo para ti o para tus hijos.

También querrás evitar formas de inversión arriesgadas o altamente especulativas, como las criptomonedas o las acciones individuales. Los ETF de mercado total están bien, pero el problema surge cuando colocas grandes cantidades de dinero en lo que esencialmente es un juego de azar. Recuerdo que un amigo me dio un buen consejo sobre una criptomoneda más pequeña, y lamentablemente invertí unos cuantos miles de dólares. Pensé "bueno, si tiene razón y esto sube un 1000%, ¡la educación de mi hija estará totalmente pagada! Sería irresponsable si no lo hiciera, ¿verdad?". Puedes adivinar cómo acaba esta historia; digamos que sigo ahorrando para futuros gastos de educación. Evita las apuestas arriesgadas y apuesta por el crecimiento sostenible a largo plazo.

Consejo #6: ¡No olvides tener un fondo para la "diversión"!

Que no te gastes todo el sueldo en vacaciones extravagantes o juguetes caros no significa que no puedas divertirte de vez en cuando. En los primeros días tras el nacimiento del bebé, cuando el estrés está aumentando, reúnete con tu pareja y hablen de un futuro viaje divertido. Hagan una lluvia de ideas sobre los lugares a los que siempre han querido ir, busquen paquetes de vuelos y hoteles, hablen de todas las actividades diferentes que quieren hacer mientras estén allí, y pongan el plan por escrito. Obviamente, esto no tendrá lugar más adelante, pero incluso pueden hablar de si se sintieran cómodos teniendo a familiares cercanos cuidando al bebé durante el viaje. Esto puede ser increíblemente útil para aliviar esa sensación de "encierro" que suele acompañar a la paternidad temprana.

Una vez fijado el plan, empieza a ahorrar. Durante esas fases de planificación, asegúrate de hacer un borrador de los costos aproximados en que incurriría este tipo de viaje, incluidos los gastos de viaje, comida, alojamiento y cuidado de los niños, si corresponde. Puedes crear una cuenta de ahorros específica para el viaje (etiquetándola con algo como "Las Vegas 2025" o el nombre que corresponda) y hacer depósitos regulares. Esto también les dará a ti y a tu pareja algo que anhelar, y un tema de discusión que no involucre a tu hijo.

¿Cómo puedo ahorrar dinero en las necesidades de mi bebé?

Tener un bebé es caro, y sentir esa presión financiera puede empeorar mucho una situación ya de por sí estresante. He aquí algunas formas de ahorrar dinero durante el primer año de vida de tu bebé:

- *La alimentación:* Si es posible, habla con tu pareja sobre la lactancia materna como primera opción frente a la alimentación con leche de fórmula, ya que esto puede reducir drásticamente los gastos de alimentación. Considera la posibilidad de comprar un sacaleches apropiado, así como biberones y bolsas para almacenar la leche materna. Esto es lo que hicimos con nuestra segunda hija, y al final del primer año habíamos ahorrado casi $1,000.
- *Pañales:* Personalmente soy culpable de usar pañales desechables, así que entiendo perfectamente que no tengas tiempo o energía para seguir la ruta más económica. Pero si puedes, los pañales de tela son mucho más baratos y mucho mejores para el medio ambiente. Los pañales de tela son reutilizables, e incluso hay servicios que te los llevan a casa y te ofrecen mejores precios si compras al mayoreo.
- *Juguetes para el bebé:* Como padres, todos queremos consentir a nuestros hijos con todos los juguetes que puedan desear. Lo cierto es que los bebés no necesitan mucho durante el primer año. Limítate a unos pocos juguetes seguros para el bebé, sobre todo juguetes que pueda masticar sin riesgo de asfixia. Tu bebé no se aburrirá de un juguete y querrá otro, porque, francamente, aún no está formando ese tipo de recuerdos.
- *Ropa para el bebé:* Los bebés crecen rápidamente, y aunque pueda parecer bonito vestirlos con ropa impecable para cada etapa de su crecimiento, no es rentable. Habla on tus amigos

que también hayan tenido hijos, quizá tengan ropa de bebé de segunda mano que puedas utilizar.. Si compras ropa, intenta buscar las ofertas y ver qué puedes conseguir a precios más asequibles. Ese mameluco tan caro puede parecer bonito en el perchero, pero cuando esté lleno de manchas, probablemente te arrepentirás del dinero que te has gastado.

Hoja de tareas para el cuidado del bebé

Para ayudarles a ti y a tu pareja a distribuir su tiempo de forma más eficiente, intenta hacer un seguimiento de cuántas horas dedicas cada semana a realizar diversas tareas domésticas y relacionadas con el cuidado del bebé. A continuación he colocado una tabla de muestra. Puede que quieras modificar la tabla con tus propias tareas, pero es un buen marco para ayudarte a empezar.

Tarea	Lunes	Martes	Miércoles	Jueves	Viernes	Sábado	Domingo
Baño del bebé							
Hora de jugar del bebé							
Lavar la ropa							
Preparar al bebé para dormir							
Cocinar							
Lavar los platos							
Pagar las facturas							
Mantenimiento del vehículo							
Comprar alimentos							
Cuidar mascotas							
Cortar el césped/cuidar el jardín							
Ir a trabajar							
Limpiar la casa							
Sacar al bebé al aire libre							
Tareas escolares (si procede)							
Hablar por teléfono (por trabajo u otros motivos)							
Cambiar pañales							
Limpiar los desastres relacionados con el bebé							

Los bebés pueden requerir mucho tiempo y dinero, pero siempre merecen la pena

Equilibrar tu tiempo y tus finanzas puede ser difícil, pero una vez que encuentres ese punto ideal, empezarás a notar que todo se vuelve un poco más fácil. Créeme, es posible tener éxito en el trabajo Y asegurarte de que tu bebé se siente querido, pero puede que te cueste un poco dominar tus malabarismos. Ahora bien, hemos tratado muchos temas en este libro, y es comprensible que haya ciertas secciones que quieras repasar. En la conclusión que sigue, repasaremos los temas de los que hemos hablado y daremos una breve visión general de cada uno.

Trucos para Papás del Capítulo 8

Truco #1 sobre cómo mantener el equilibrio: Da prioridad a lo que es importante. Esta es una píldora difícil de tragar, pero lo cierto es que no hay tiempo para todo. Haz una lista de todas tus responsabilidades e intenta clasificarlas según su importancia. Ser padre será lo primero la mayoría de las veces, esto es una obviedad; dicho esto, mantener tu estatus en el trabajo también es vital para la salud económica de tu familia. Aprende a priorizar las actividades más esenciales, y siéntete cómodo con el compromiso.

Truco #2 sobre cómo mantener el equilibrio: La administración del tiempo es esencial. El día tiene un número limitado de horas, pero te sorprendería saber cuánto tiempo perdemos. Entre nuestros teléfonos, la televisión, las copas después del trabajo y cualquier otra actividad de ocio, rara vez utilizamos cada día en todo su potencial. Desglosa como utilizas tu tiempo, eliminando actividades inevitables como el trabajo cuando te acuestas. Fíjate en las horas que te quedan e intenta llenarlas con tanta productividad como sea posible (asegurándote de dedicar un pequeño rato cada día de "tiempo para mí").

Truco #3 sobre cómo mantener el equilibrio: Prepárate para lo inesperado. La paternidad se parece mucho a la improvisación, y tendrás que aguantar los golpes a la hora de enfrentarte a los retos que se te presenten. Parte de esto es pensar en los giros más desafortunados que puede tomar la vida, como... bueno, la muerte. Redactar un testamento y contratar un seguro de vida, aunque sea un poco fastidioso, puede darte una valiosa tranquilidad mientras crías a tus hijos. Saber que tu pareja y tus hijos estarán a salvo en caso de que fallezcas puede permitirte centrarte en el presente y ser el mejor padre posible.

Truco #4 sobre cómo mantener el equilibrio: Crea un presupuesto. Hacer un presupuesto es una habilidad vital que puede ayudar a cualquiera, sea padre o no. Calcular tus ingresos y hacer recuento de tus gastos puede ayudarte a mantener un flujo financiero saludable, así como a poner de relieve cualquier gasto superfluo que puedas tener. Cuando calculé mi presupuesto, me sorprendió lo mucho que gastaba en cosas como salir a comer a restaurantes y tomar café todos los días. Cocinar en casa y hacerme mi propio café me ahorró cientos de dólares cada mes, lo que me permitió hacer aportaciones más significativas al fondo universitario de mi hija.

Truco #5 sobre cómo mantener el equilibrio: No te olvides de la diversión. Aunque es importante trabajar duro y darlo todo cuando se trata de ser padre, también necesitas dedicarte algo de tiempo a ti mismo. No hacerlo puede provocar un aumento del estrés, que empezará a mermar tu rendimiento tanto en el trabajo como en casa. Asegúrate de invertir tiempo en un pasatiempo, e intenta por todos los medios salir una noche con amigos de vez en cuando. Tu cónyuge también necesitará algo de tiempo "para mí", así que háblenlo entre ustedes sobre cómo pueden ajustar sus horarios para que esto suceda.

Conclusión

A pesar de las pruebas y tribulaciones de la paternidad, nada puede darte más alegría en esta vida que tener un bebé. Sí, conlleva responsabilidades, pero te sorprenderá lo que puedes conseguir cuando tienes el amor de una familia que te respalda. Nadie es un padre perfecto, ni siquiera los que lo somos desde hace muchos años. Pero con un cuidado genuino, atención y la voluntad de aguantar incluso los monumentos más duros, puedes dar a tu hijo la base que necesita para crecer feliz, seguro de sí mismo y preparado para los retos de la vida. Recuerda que muchas cosas en la vida son difíciles al principio; pocas cosas por las que valga la pena luchar son fáciles. Pero al igual que el oro escondido en las profundidades de la tierra, tu bebé es un tesoro. Los primeros 12 meses pueden ser duros, pero con la información que he recopilado aquí, y tu propia fuerza de voluntad, sé que podrás superarlo.

Para ayudarte a repasar la información que hemos tratado en este libro, vayamos capítulo por capítulo y destaquemos los fragmentos de información más importantes.

Capítulo 1: Qué esperar y qué hacer cuando nazca tu bebé

En el Capítulo 1 hablamos de cómo preparar tu casa para la llegada del bebé y de lo que puedes esperar en las primeras 24 horas tras volver del hospital. Esto incluye formas de hacer que tu casa sea a prueba de bebés, como tener cuidado con las esquinas afiladas, los cables peligrosos o los productos químicos potencialmente consumibles. En cuanto a las primeras 24 horas, examinamos lo que debe hacerse en el hospital (como esperar la placenta y ayudar a tu cónyuge a tener contacto piel con piel con el bebé) junto con las primeras tomas y todas las pruebas que tendrán lugar justo después del nacimiento.

Capítulo 2: Cuidados básicos para tu bebé

El capítulo 2 trataba de las formas básicas de cuidar a tu bebé, incluyendo:

- *Cambiar pañales:* Como padre, cambiarás una buena cantidad de pañales, así que es mejor estar preparado. El capítulo habla de cómo preparar y llevar una bolsa de pañales, la forma correcta de cambiar un pañal y todos los materiales asociados que necesitarás para hacer un cambio de pañales.
- *Bañar al bebé:* También hablamos de la forma correcta de bañar a un bebé y de la frecuencia con que tu bebé necesita un baño. El capítulo también trata de lo lleno que debe estar un baño, la temperatura que debe alcanzar el agua y los tipos de jabón que debes utilizar al lavar a tu bebé.
- *Cómo lidiar con el llanto:* El capítulo 2 habla de las razones por las que lloran los bebés, y de cuándo el llanto es normal o si se debe a una enfermedad (como los cólicos). También hablamos del peligro del síndrome del bebé sacudido, y de las formas adecuadas de ayudar a tu hijo cuando llora.

El capítulo concluye hablando del síndrome de muerte súbita del lactante, incluyendo las causas, los factores de riesgo y cómo evitar que se produzca.

Capítulo 3: Cómo alimentar a tu bebé de la forma correcta

En el Capítulo 3 tratamos las formas correctas de alimentar a tu bebé, incluyendo cómo establecer un horario de alimentación. Tu bebé puede obtener sus nutrientes de varias fuentes, como la lactancia materna o el biberón con leche de fórmula. A continuación, el capítulo aborda la introducción de sólidos en torno a los cuatro meses y cómo almacenar adecuadamente estos alimentos. El capítulo termina con el tema de mantener hidratado a tu bebé, hablando de cuándo está bien darle agua y cuándo puede tomar otras bebidas como zumo.

Capítulo 4: Cómo ayudar a dormir a tu bebé

El capítulo 4 trataba sobre cómo asegurarse de que tu bebé duerme lo suficiente para facilitar un desarrollo sano del cerebro y evitar problemas cognitivos más adelante. El capítulo comienza hablando de los patrones de sueño infantil en las distintas etapas, que incluyen:

- 0-3 meses
- 3-6 meses
- 6-12 meses

También hablamos de las señales que indican que tu bebé no duerme lo suficiente, como que le cuesta acomodarse, se frota los ojos, se queja y se mueve inquieto. También hablamos de algunos consejos saludables para dormir, como asegurarte de que tu bebé recibe luz solar natural por la mañana, establecer una rutina para acostarse y la mejor forma de mecerlo para que se duerma. El capítulo termina con algunos problemas de sueño habituales que encontrarás durante los primeros 12 meses de vida de tu bebé y cómo puedes resolverlos.

Capítulo 5: Cómo enseñar a tu bebé a desarrollar la autorregulación

En el Capítulo 5 repasamos el temperamento de los bebés, y cómo el aprendizaje temprano del autocontrol y la autorregulación puede ayudar a tu bebé en su desarrollo hasta la adolescencia. Para evitar el estrés excesivo, un bebé necesita aprender a tranquilizarse por sí mismo, pero esta habilidad crecerá lentamente. El capítulo abarca las capacidades de autorregulación de los bebés durante los 12 primeros meses de su vida, principalmente en los meses 0-3, 3-6 y 6-12. Cada sección abarca los distintos comportamientos que mostrará tu bebé, y algunos consejos sobre cómo puedes ayudarle a crear el entorno adecuado para que se tranquilice. El capítulo concluye con algunas formas de aumentar el autocontrol y la autoconfianza de tu hijo, así como las mejores maneras de sintonizar con su temperamento.

Capítulo 6: Cómo ayudar a tu bebé a desarrollar su salud emocional y mental

Después del capítulo sobre autorregulación, cubrimos el desarrollo posterior de la salud mental y emocional de tu bebé. El capítulo 6 comienza con algunos consejos para cada etapa del desarrollo, entre los que se incluyen:

- *Mes 0-3:* Involucrar sus sentidos, hablarle como un bebé, calmarle y estimularle.
- *Mes 3-6:* Enséñale fotos, refleja sus sonidos y anímale a interactuar con objetos.
- *Mes 6-12:* Deja que tu bebé explore la casa, háblale con palabras completas y relaciona los sonidos con los gestos.

El capítulo continúa hablando de formas de crear vínculos afectivos con tu bebé. Estos consejos incluyen sonreír/hablar con tu bebé, hacer muecas divertidas, cantar, tener contacto piel con piel y pasar tiempo a solas. El capítulo termina con un desglose de cada etapa y las mejores formas de establecer un vínculo con tu bebé durante cada una de ellas.

Capítulo 7: Cómo mantener una relación sólida, incluso después de tener un bebé

En el Capítulo 7 hablamos de cómo el hecho de tener un bebé puede afectar a tus relaciones, y de los distintos problemas que pueden causar conflictos justo después del nacimiento de tu hijo. Algunos de estos problemas son:

- Necesidad de reestructurar sus vidas
- La falta de sueño y los problemas asociados que crea
- Los sentimientos de frustración o desesperanza de la paternidad en los primeros meses
- Centrar toda tu atención en el bebé y ninguna en tu pareja
- La tensión que un bebé puede suponer para la comunicación
- La falta de espontaneidad una vez que tienes un hijo
- La posibilidad de depresión postparto
- La falta de sexo durante el primer año de paternidad

A continuación, el capítulo abordó cinco consejos para ayudar a que tu relación se mantenga fuerte después del bebé:

1. Mira las cosas desde el punto de vista de tu pareja
2. Programa una reunión semanal
3. Evita las críticas y habla con eficacia
4. Dedíquense tiempo el uno al otro
5. Sean "padres" el uno del otro

El capítulo concluyó con algunas formas de reavivar tu vida sexual después del parto, como crear pasión, realizar pequeños gestos, programar el tiempo íntimo, desnudarte y recuperar algo de espacio para ti y tu pareja.

Capítulo 8: Cómo equilibrar el trabajo y la vida como nuevo papá

El último capítulo trata de las formas de equilibrar tu vida laboral y doméstica como padre primerizo. El capítulo 8 comienza con cinco consejos para encontrar el equilibrio:

1. Establece tus prioridades
2. Utiliza tu tiempo de la forma más eficaz posible
3. Discute los problemas con tu pareja
4. Apaga la tecnología (descansen de los dispositivos)
5. Habla con tu jefe sobre la flexibilidad en el trabajo

Seguidamente, el capítulo profundizaba en algunos consejos financieros para los nuevos papás y en cómo sacar más partido a tu dinero. Estos consejos incluían:

1. Crea un presupuesto
2. Aprovecha las ventajas de las tarjetas de crédito
3. Crea un fondo para emergencias
4. Contrata un seguro de vida y haz testamento
5. Asegúrate de elegir inversiones seguras
6. Crea un fondo "para la diversión" (para vacaciones, etc.)

El capítulo termina con cómo ahorrar dinero en las necesidades del bebé, como comida, pañales, juguetes y ropa. También he incluido una hoja de trabajo sobre las tareas del cuidado del bebé, para que tú y tu pareja puedan ver si se reparten las tareas de la casa y del bebé de manera equitativa.

Lo que quisiera que te llevaras de este libro

Todo padre empieza como un novato, y con este libro espero impartir tantos conocimientos como sea posible para hacer el viaje un poco más fácil. Prestando atención a las pequeñas cosas, reforzando la relación con tu cónyuge y acordándote de atender las necesidades emocionales de tu bebé, puedes preparar a tu familia para un futuro brillante y próspero.

Si has disfrutado de este libro, significaría mucho para mí que dejaras una reseña en Amazon. Creo que el trabajo que he dedicado a estos capítulos puede ayudar a los nuevos padres a reducir parte del estrés de los primeros años de paternidad y a aprender algunos consejos que pueden hacer de los primeros 12 meses una montaña más manejable de escalar. Aunque el primer año pueda parecer arduo, te prometo que un día mirarás atrás y echarás de menos cuando tu hijo era así de pequeño. Haz fotos, videos, haz álbumes de recortes, haz todo lo que puedas para cristalizar estos recuerdos para el futuro. Este es uno de los consejos más importantes que puedo darte: aprecia cada momento. La vida es corta, y tus hijos solo serán bebés una vez. Sí, será duro. Pero te prometo que cada noche sin dormir, cada discusión con tu pareja, cada pañal sucio, al final merece la pena al 100%.

Me encantaría conocer tu opinión sobre este libro, tanto desde la perspectiva de cómo se aplicó a tu experiencia como de lo que aprendiste de tu experiencia real que podría haberse incluido aquí. Siéntete libre de enviarme un correo electrónico a http://williamhardingauthor.com/.

Si crees que el libro ha sido útil y que merece una buena reseña, por favor, deja una en Amazon o en el lugar que prefieras. Esto ayudará a papás que ni siquiera conoces a prepararse para esta fase de su vida y a disfrutar de su futuro.

Gracias por leer este trabajo. Espero seguir creando más en el futuro.

Reseñas

Como autor independiente con un presupuesto de marketing reducido, las reseñas son mi medio de vida en esta plataforma. Si te ha gustado este libro, te agradecería mucho que dejaras tu opinión sincera. Me encanta saber de mis lectores, y leo personalmente todas y cada una de las reseñas.

Únete a la Comunidad del Club de Papás

Club de Papás: Grupo de apoyo para padres | Facebook

Referencias

www.ingramcontent.com/pod-product-compliance
Lightning Source LLC
Chambersburg PA
CBHW071353080526
44587CB00017B/3090